생활 습관병을 예방하고 인체의 밸런스를 조절해주는

생활 경락마사지 과학

육조영 교수의 생활스포츠마사지 ❹

생활 습관병을 예방하고 인체의 밸런스를 조절해주는

생활 경락마사지 과학

초판발행 2010년 11월 30일

지 은 이 육조영
펴 낸 이 최종숙
펴 낸 곳 글누림출판사

편집기획 이홍주
진   행 이태곤
책임편집 안혜진
편   집 임애정 오수경
마 케 팅 문택주

주   소 서울시 서초구 반포4동 577-25 문창빌딩 2층(137-807)
전   화 02-3409-2055(대표), 2058(영업), 2060(편집)
팩   스 02-3409-2059
전자메일 nurim3888@hanmail.net
홈페이지 www.geulnurim.co.kr
등록번호 제303-2005-000038호(2005. 10. 5)

값 16,000원
ISBN 978-89-6327-096-8-14510
ISBN 978-89-6327-056-2(세트)

생활 습관병을 예방하고 인체의 밸런스를 조절해주는

생활 경락마사지 과학

육조영 지음

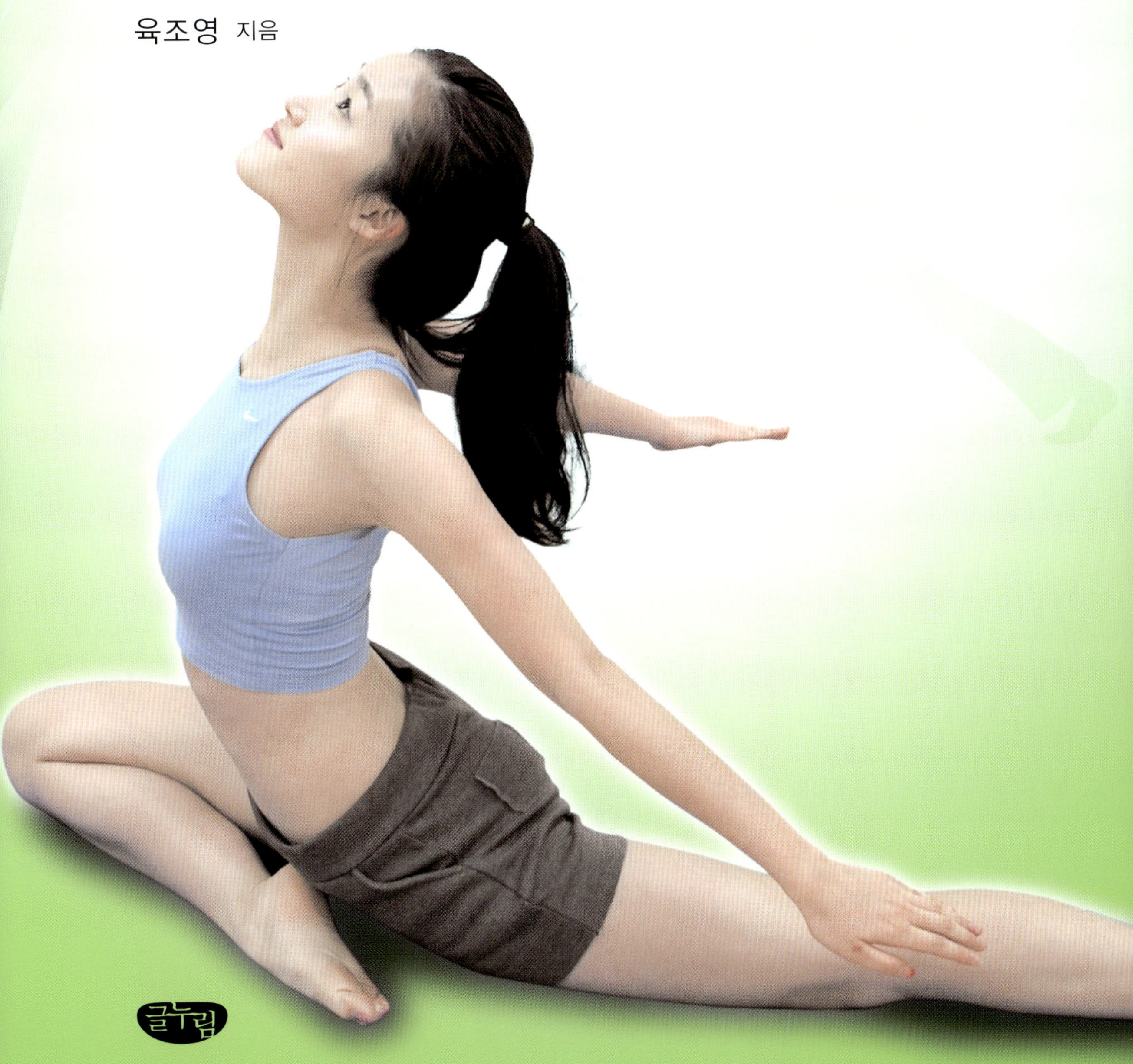

글누림

웰빙시대로 가는 건강한 삶

중국을 비롯한 동아시아의 값진 문화유산으로는 눈에 보이는 것만큼이나 헤아릴 수 없는 가치를 가진 정신적인 문화유산도 많다. 그 중 하나가 음양오행 사상과 기, 혈, 수에 대한 이론에 바탕을 두고 전승되어온 전통의학이다.

서양의학이 치료의학이라면 동양 전통의학은 장부론과 몸의 자연 치유력에 근거한 예방의학의 성격이 강하다. 인체에 대한 독특한 해석이나 경락과 경혈에 대한 축적된 경험적인 의료지식이 오늘날 해부학 지식의 일반화와 함께 낡은 것으로 치부되기에는 그 역사나 치유 효과가 놀라웁다. 인체를 균형잡힌 우주로 여기는 사상 안에는 인간과 자연을 하나로 보는 섭리와 통찰이 배어 있다. 서양의학이 유기체적 치료대상으로 간주하며 외과적 시술을 중심으로 발달해온 내력과는 달리, 전통의학은 인간의 몸을 치료의 대상이 아니라 치유의 주체로 본다는 점에서 의학사상의 인본주의에 기반을 두고 있다고 해도 과언이 아니다.

의료 지식과 정보가 널리 보급된 오늘날의 관점에서도 예방과 치료는 반드시 의사만의 몫이라고 말하기 어렵다. 섭생과 관련된 식습관에서부터 스트레스를 이겨내야 하는 생활 조건에 이르기까지 자신의 몸과 마음을 다스려 병에 대한 면역력을 높이고 건강한 삶을 스스로 만들어가는 것은 바로 우리 자신이기 때문이다.

이 책은 한방지식을 바탕으로 전신의 음양 밸런스를 회복하고 자연 치유력을 높이는 요법을 다루고 있다. 한방마사지는 한방지식을 원용하여 질병에 대한 예방과 치료 효과를 높이는 요법으로, 자신의 체질과 증상에 맞게, 관련된 경락과 경혈 부위를 찾아 마사지함으로써 인체의 면역력과 치유력을 복원하거나 활성화해준다.

책의 1장은 한방의 기초지식을 간략하게 소개하고 자기 체질이 어떤 유형에 속하는지 확인할 수 있도록 했고, 체질에 따른 질병 유형을 나누어 쉽게 이해할 수 있도록 구성했다. 한방에 대한 기초지식은 인체의 원리와 질병의 관련성을 더욱 잘 헤아릴 수 있게 해줄 것이다.

또한 책의 2장에서는 질병 유형과 신체 부위별로 질병과 면역력에 관계된 경락과 경혈을 소개하고 사진 자료를 첨부하여 언제 어디서나 간편하게 마사지의 효과를 누릴 수 있도록 했다.

이 책을 쓴 것은 저자의 몫이 분명하지만 한방마사지의 효과를 누리는 것은 오직 독자들의 몫이다. 저자로서는 한방마사지를 잘 활용하여 질병을 예방하거나 치유하여 모두 활기차고 건강한 삶을 향유하기를 바라는 마음뿐이다.

저자 육 조 영

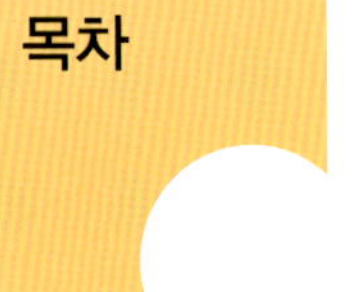

생활 경락마사지 과학

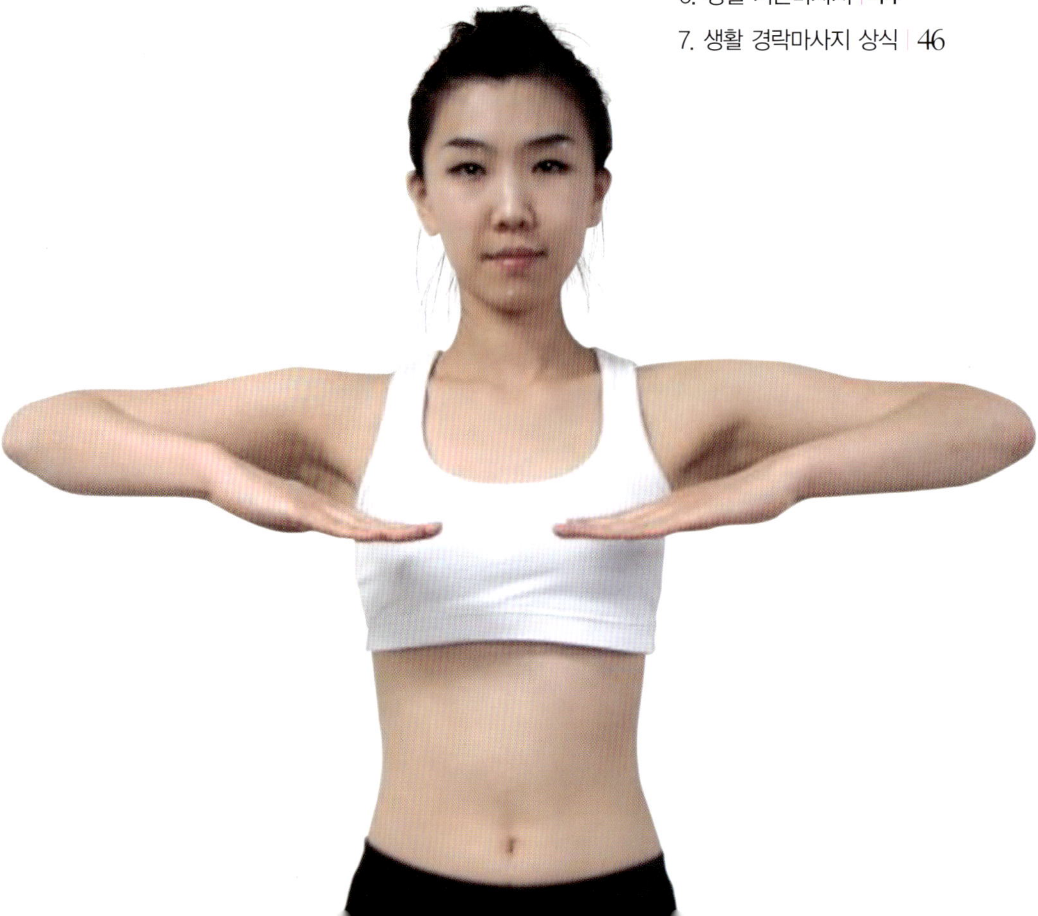

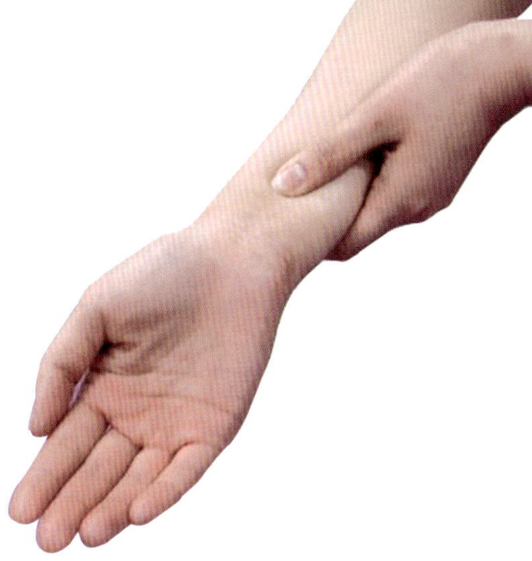

Section 2　생활 경혈마사지의 실제

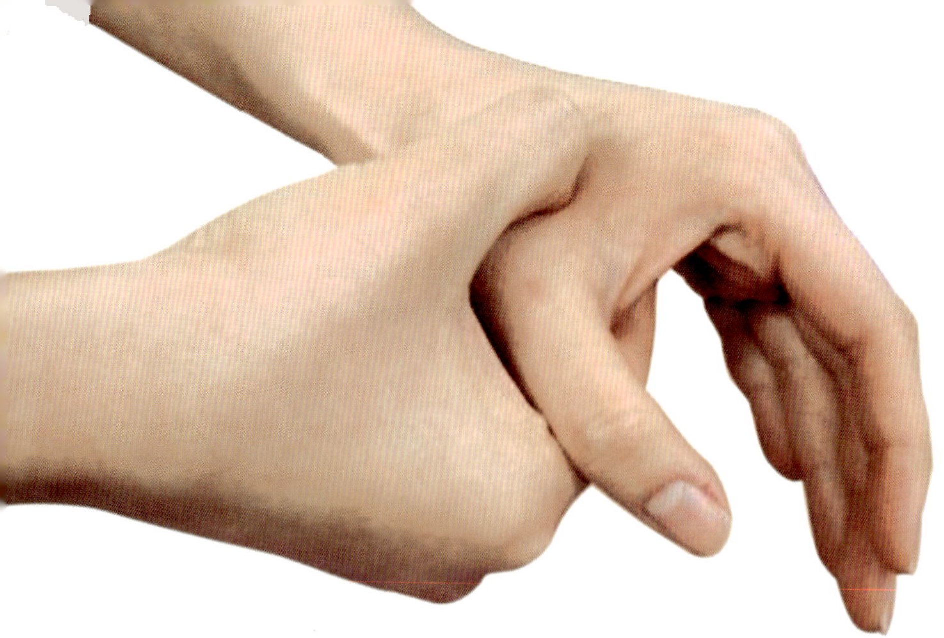

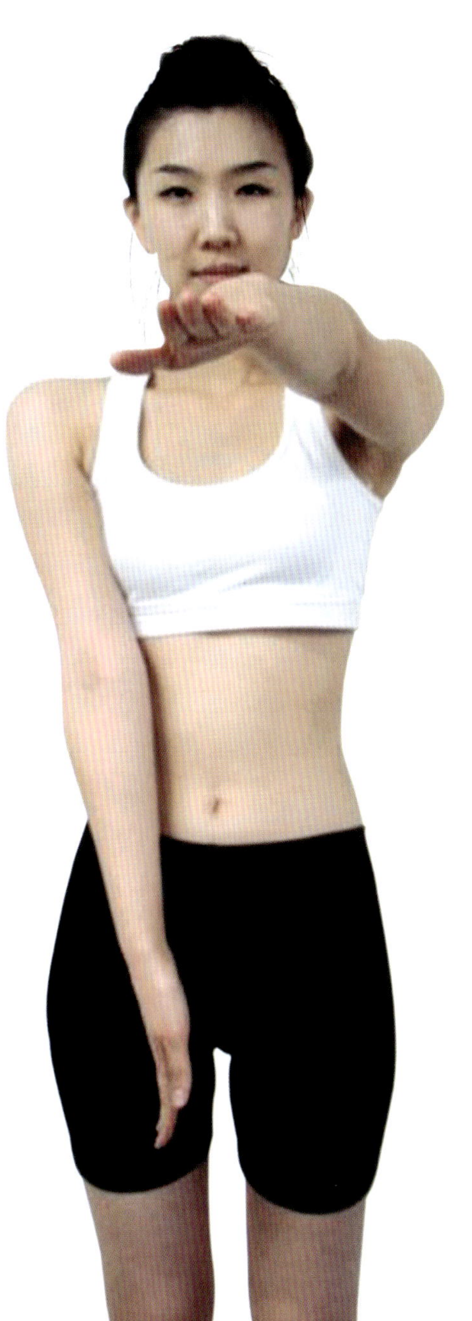

인체의 경혈(1)

양자혈

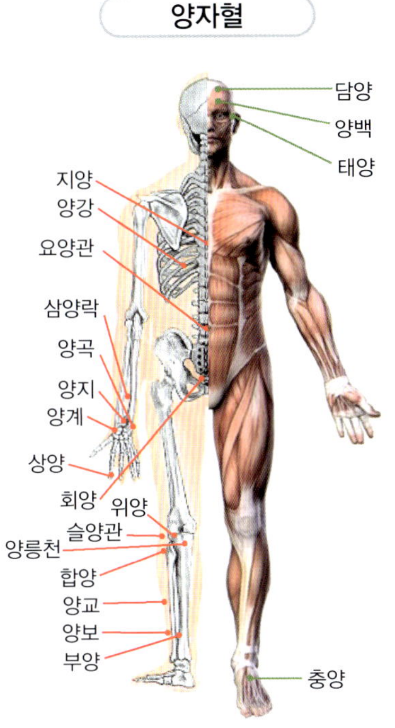

천자혈

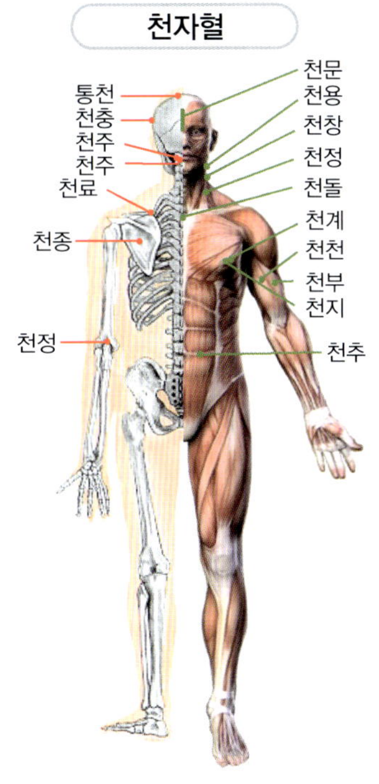

일월성구혈

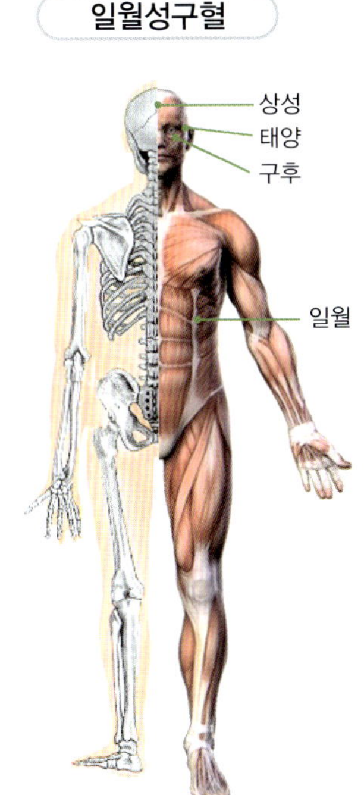

풍자혈

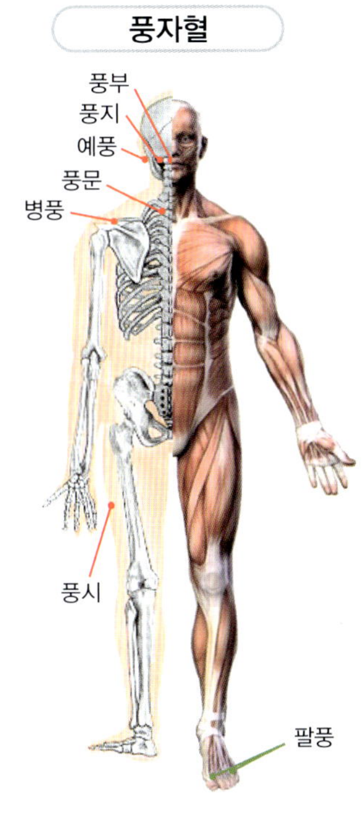

인체의 경혈(2)

기자혈
기사
기호
기해
기혈
기문
기해수
기충
기단
상자혈
상성
상관
상영향
노상
상완
위상
상렴
상료
상거허
중자혈
욱중
견중수
중부
중추
전중
척중
유중
중정
중료
중완
중려수
중주
중천
중극
중저
중귀
중추
중두
위중
중도
중봉
하자혈
하관
위완하수
하극수
하완
하렴
하료
하거허

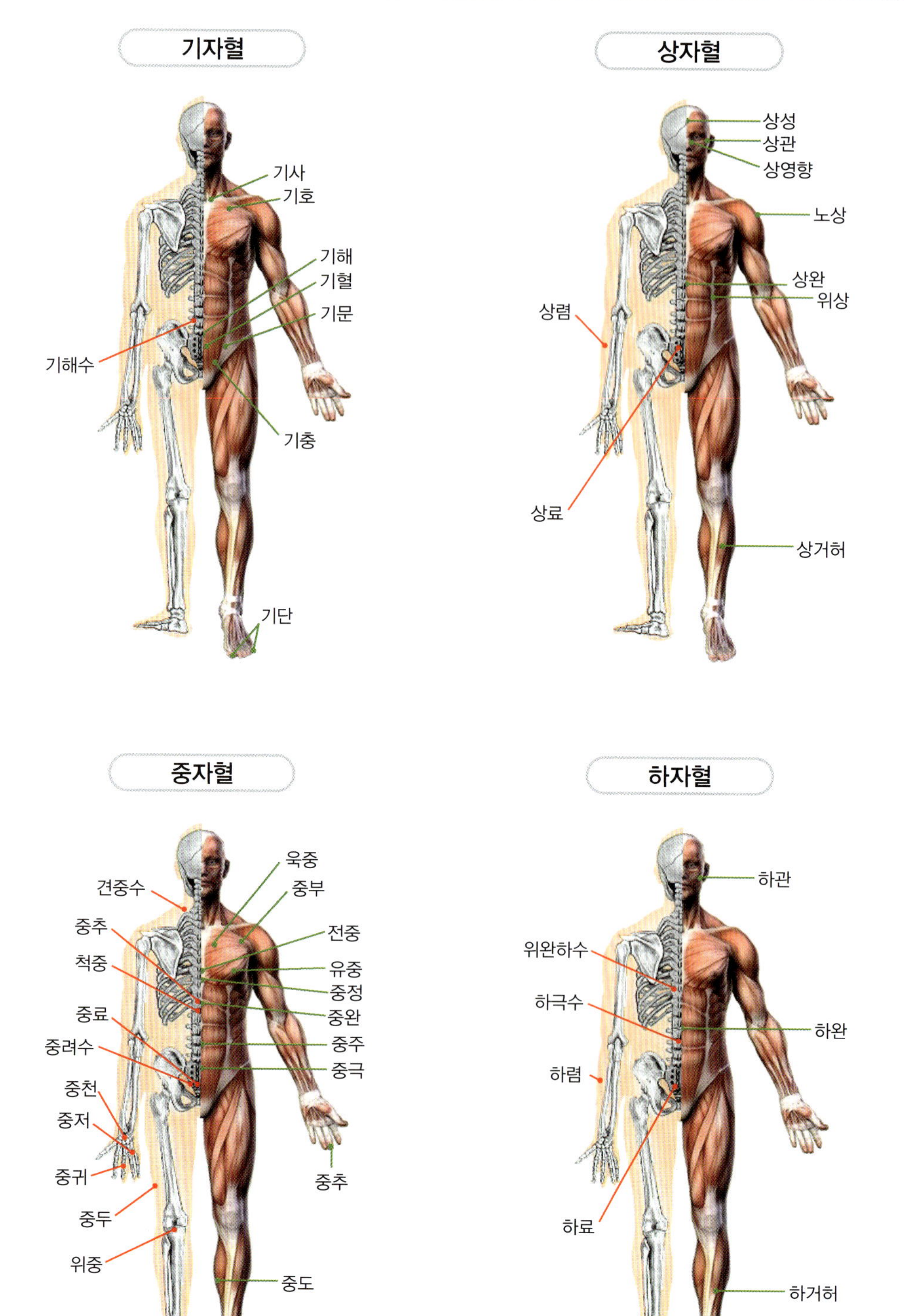

인체의 경혈(3)

내, 외자혈

견외수
내영향
외릉
내관
외관
외노궁
내슬안
외슬안
외과점
내과정
내정

거, 돌자혈

거골
거료
부돌
수돌
천돌
거걸
대걸
상거허
하거허

소, 소자혈

소장수
소해
소골공
소충
소택
소해
소상
소부

태, 대자혈

태양
대영
대추
대저
대포
태을
대횡
대거
대혁
태연
대창수
대골공
대릉
태계
대종
태충
대도
대돈
태백

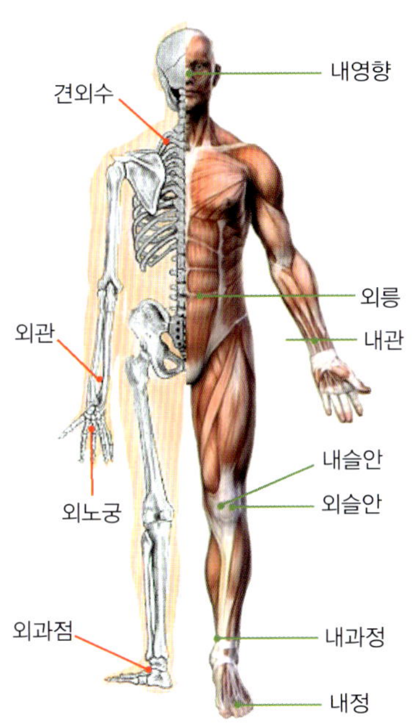

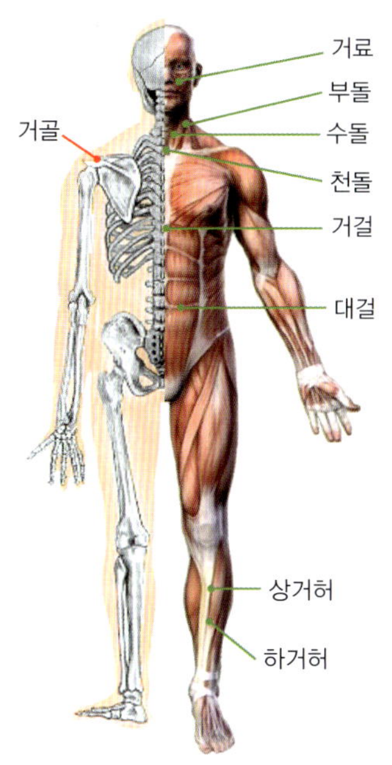

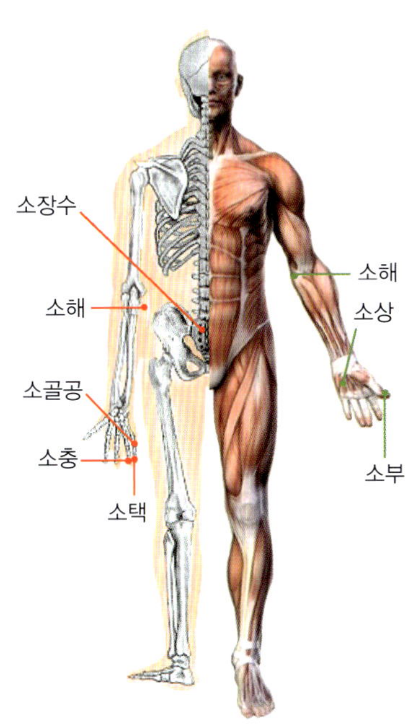

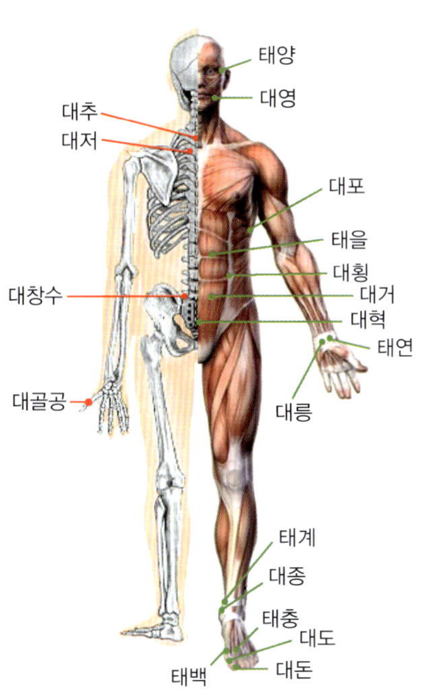

인체의 경혈(4)

음자혈

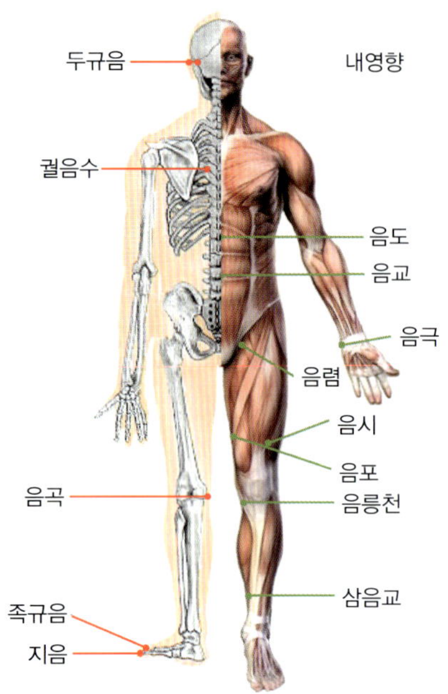

지, 연자혈

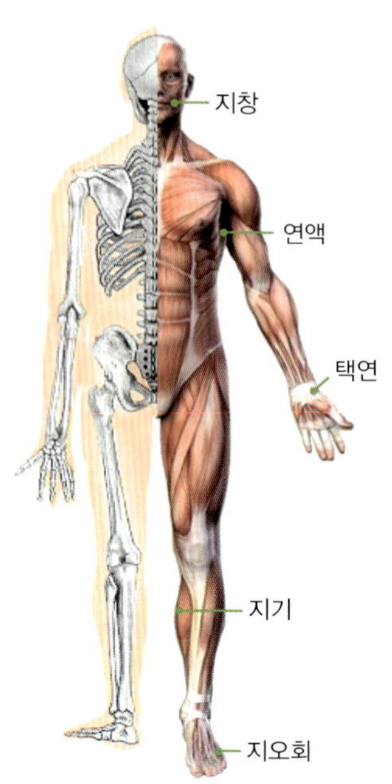

관자혈

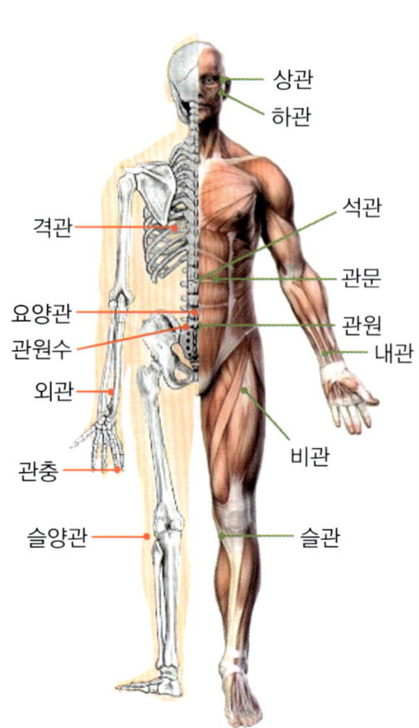

천자혈

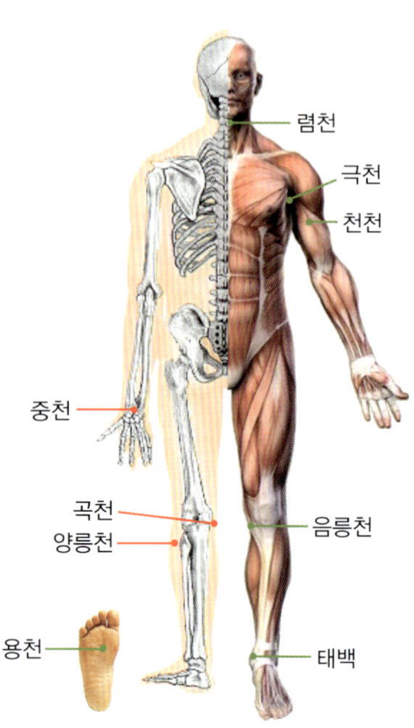

인체의 경혈(5)

지, 택자혈

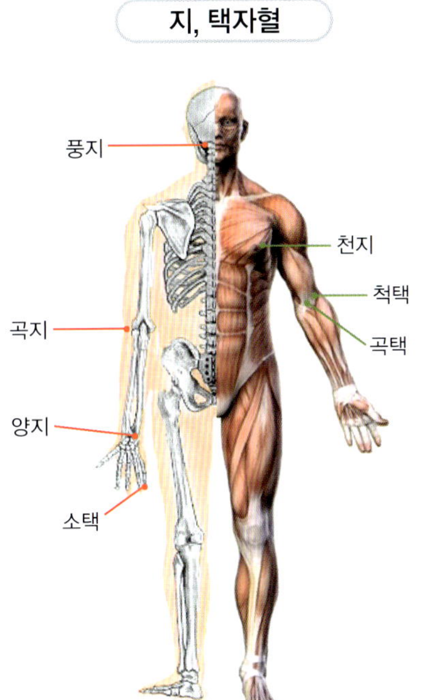

수, 계자혈

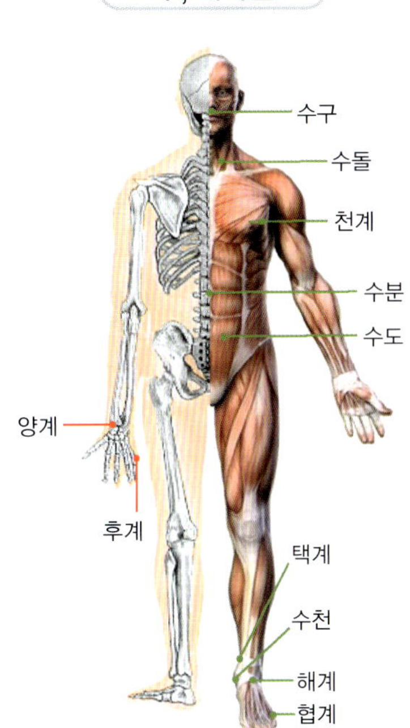

교, 도자혈

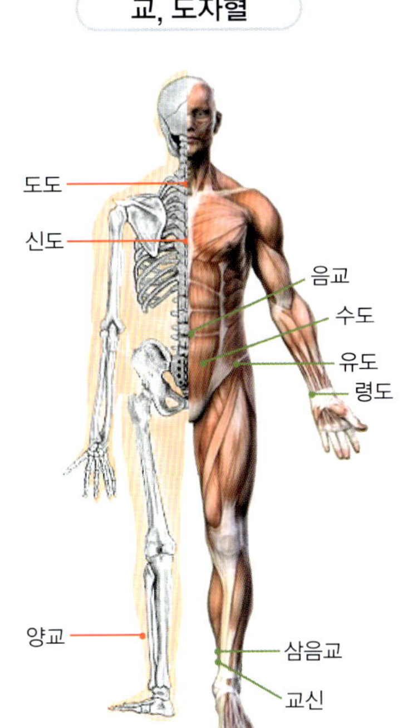

중자혈

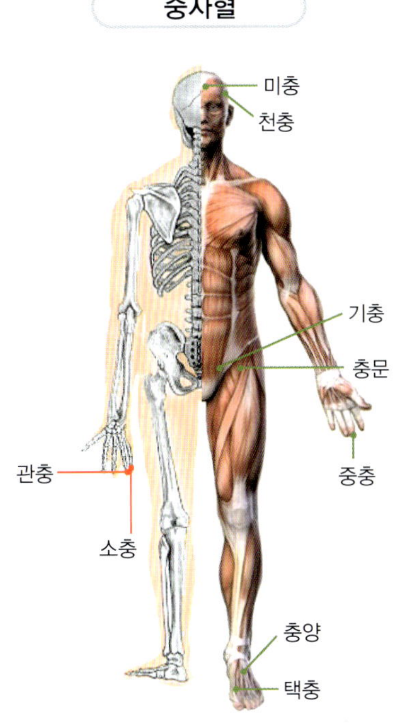

인체의 경혈(6)

구, 릉자혈

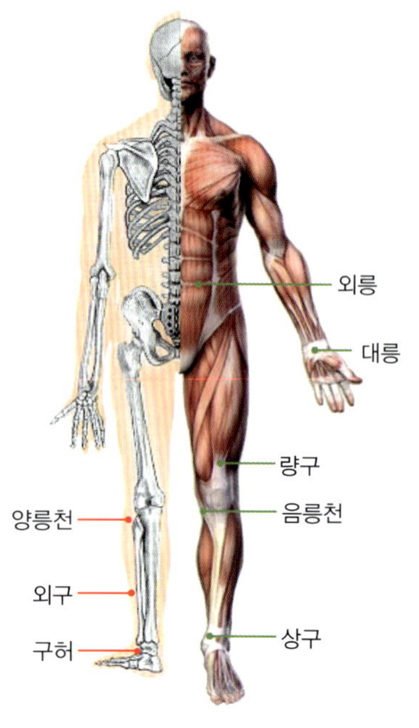

곡자혈

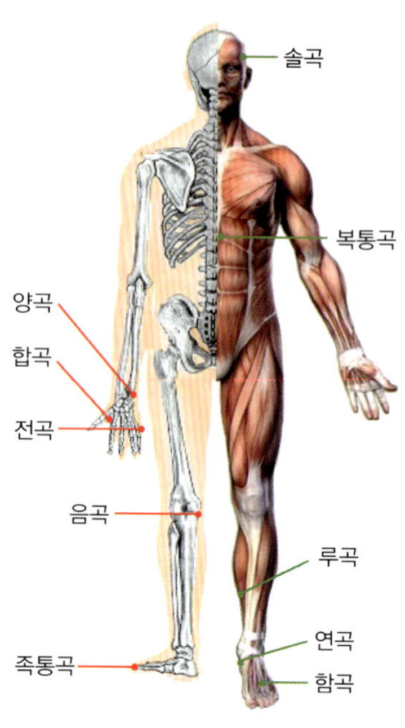

동물자혈

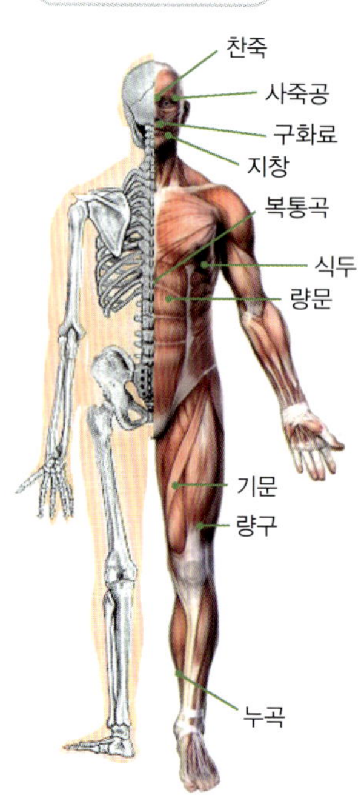

문자혈

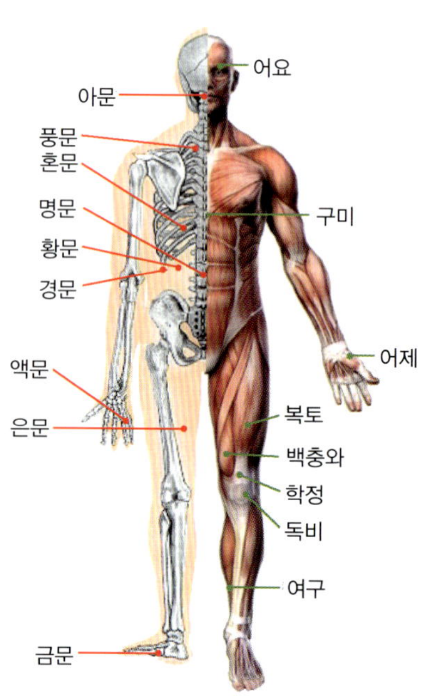

인체의 경혈(7)

문자혈

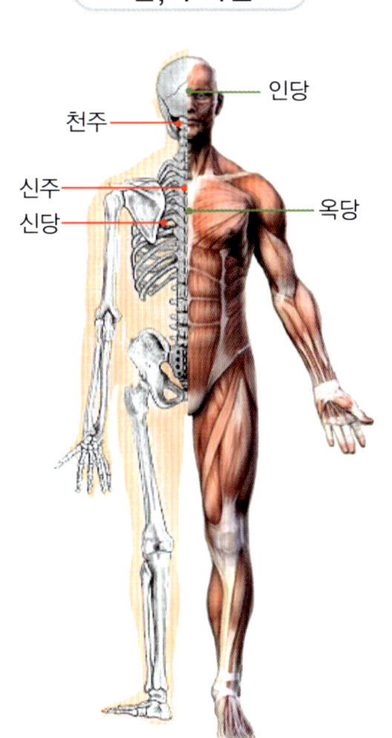

담, 주자혈

추자혈

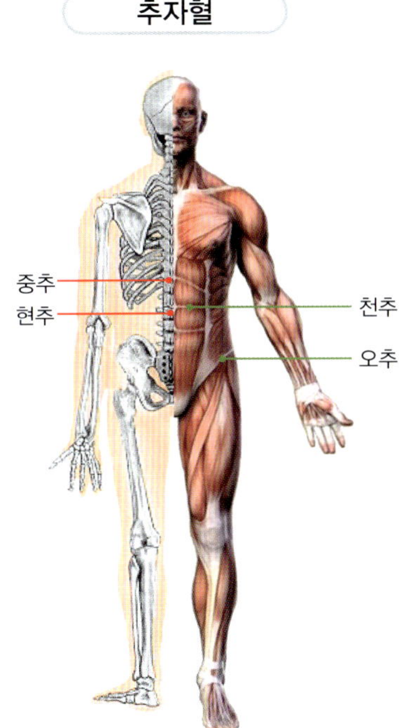

궁자혈

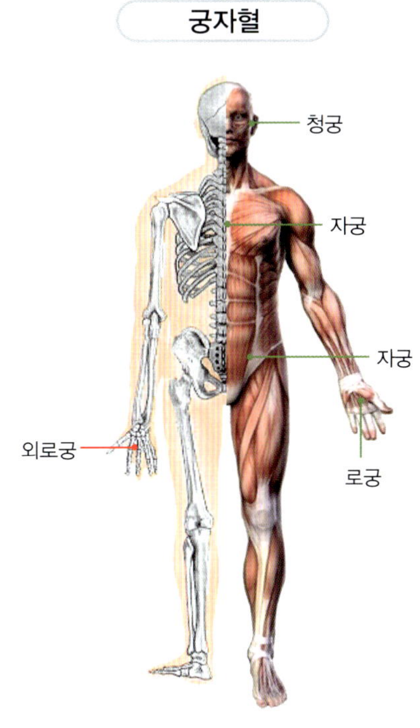

인체의 경혈(8)

부자혈

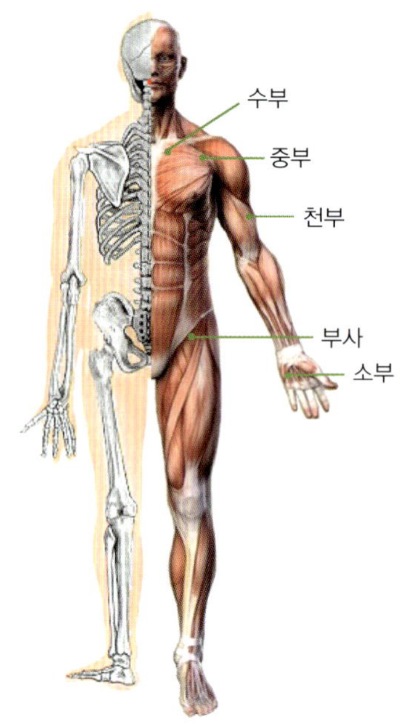

곡자혈

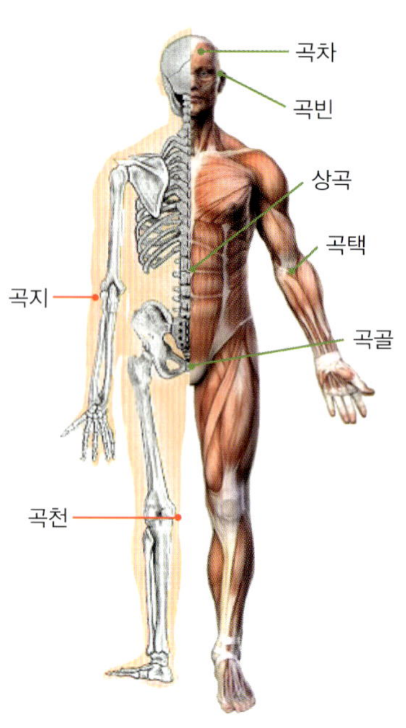

승자혈

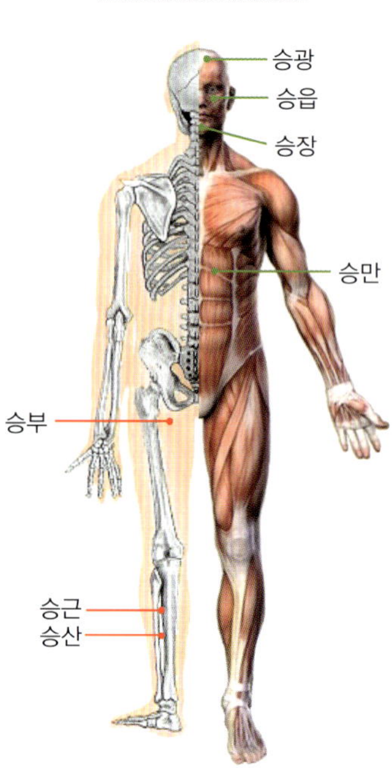

현자혈

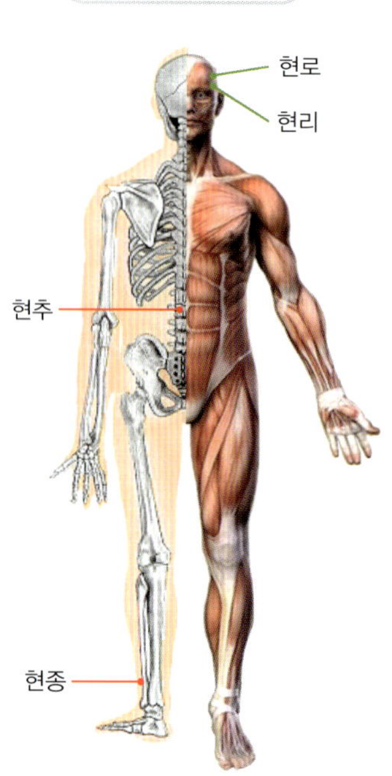

인체의 경혈(9)

정자혈

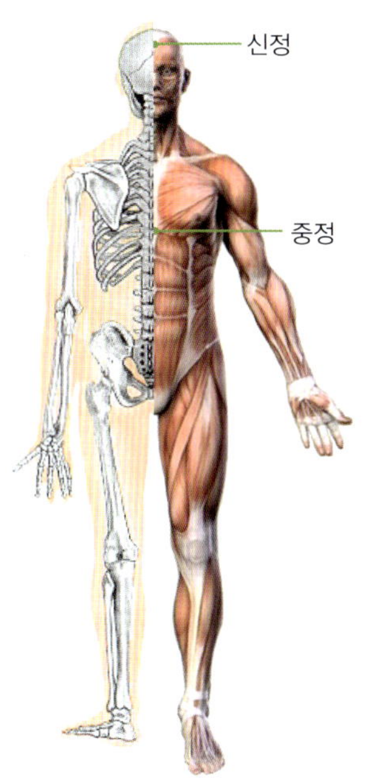

간자혈

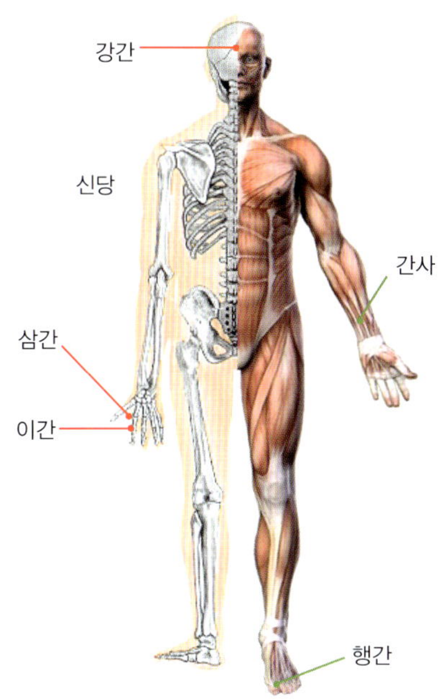

궐자혈

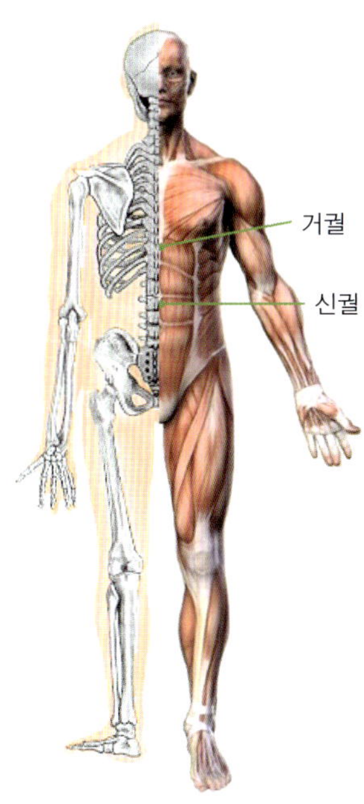

정, 창자혈

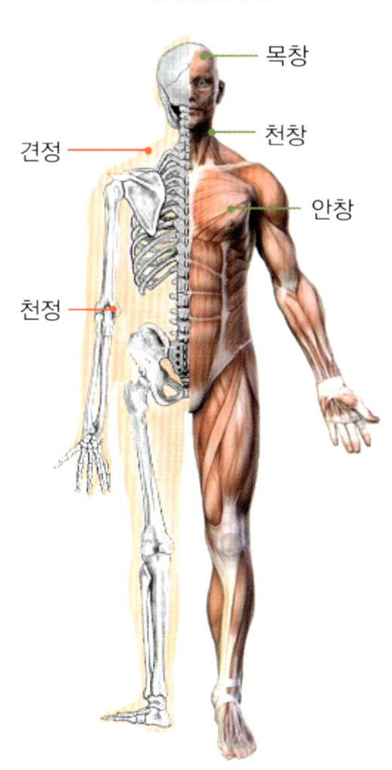

인체의 경혈(10)

회자혈

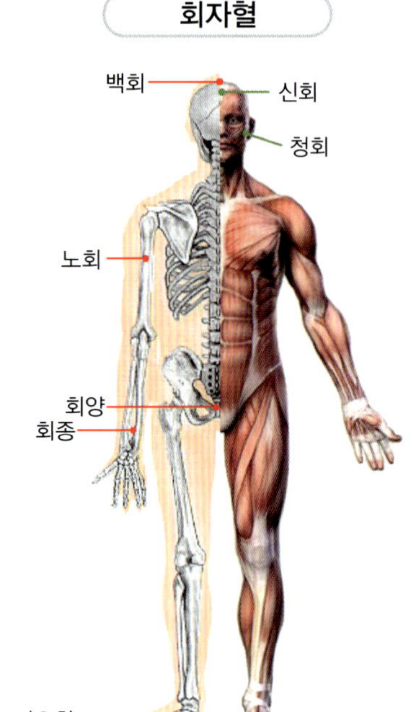

견, 요자혈

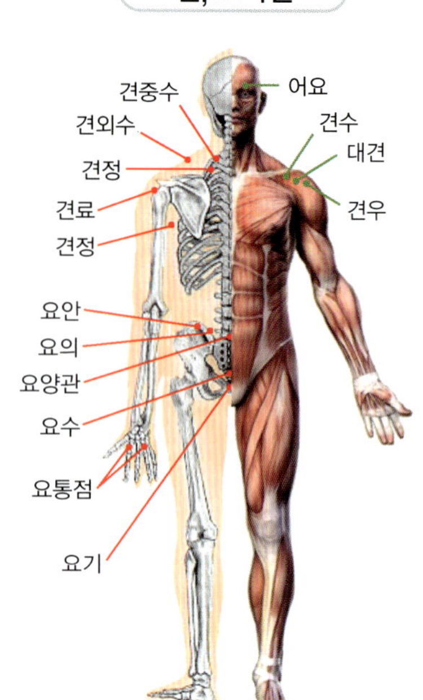

읍, 영자혈

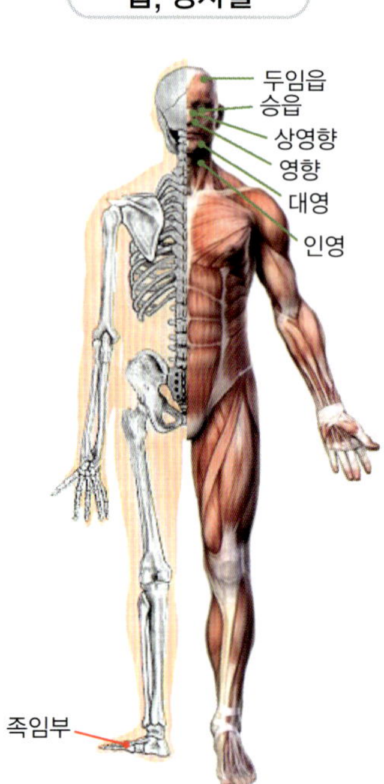

맥자혈

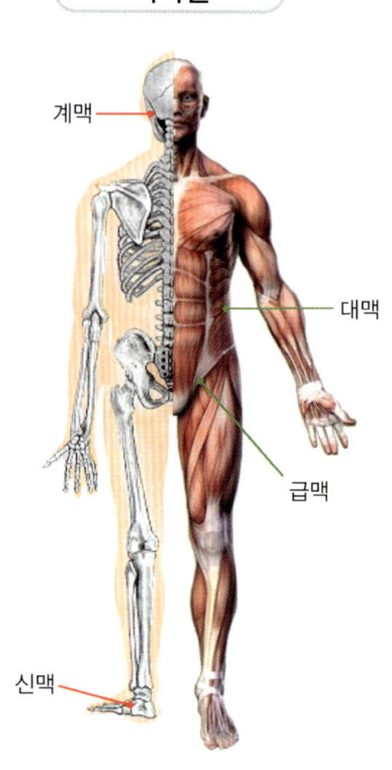

인체의 경혈(11)

령자혈

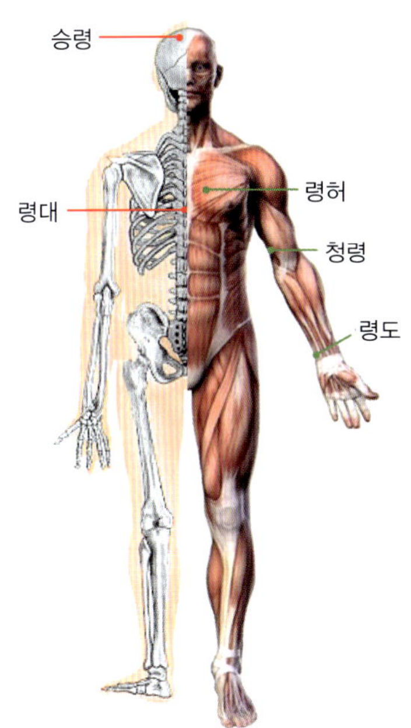

상, 석자혈

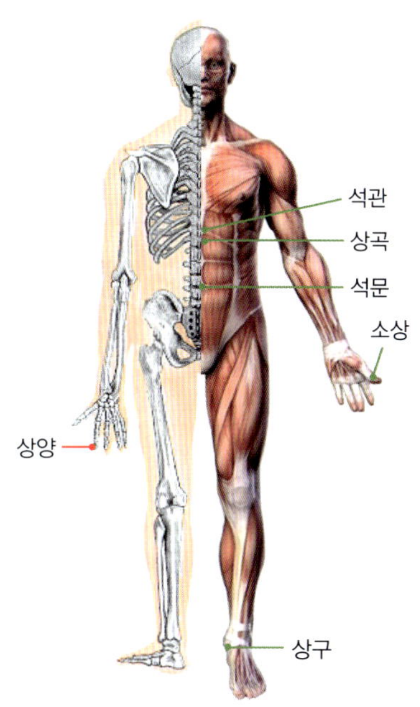

백자혈

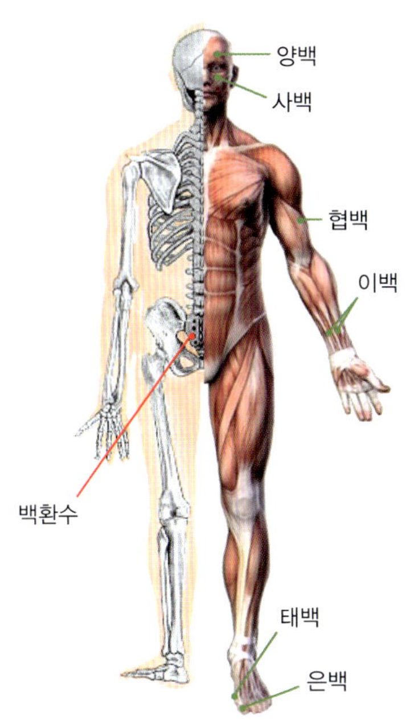

신자혈

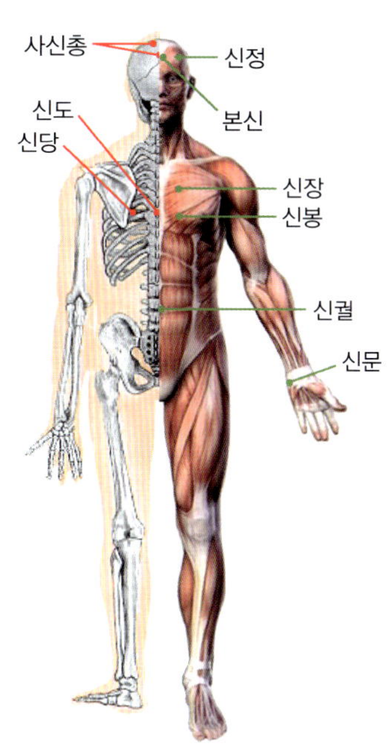

인체의 경혈(12)

유자혈

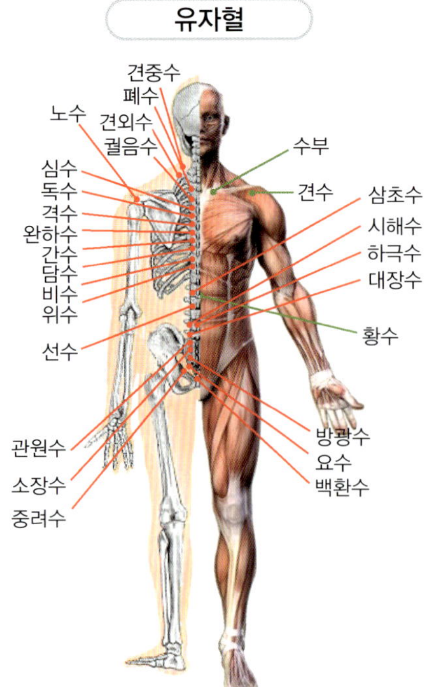

골자혈

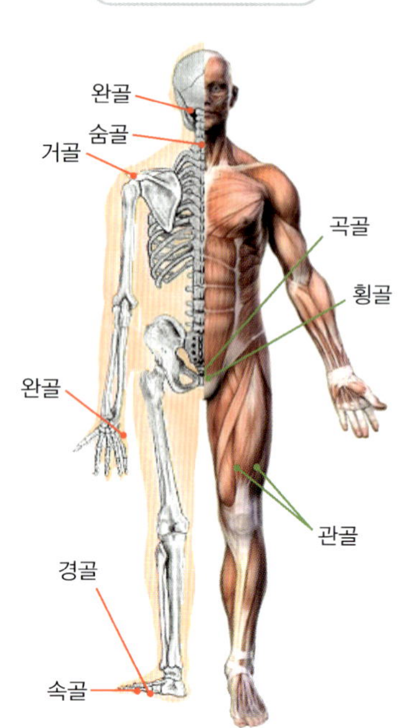

료자혈

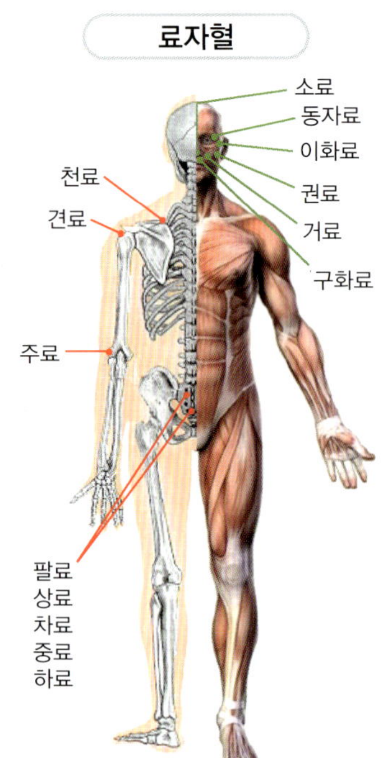

숫자혈

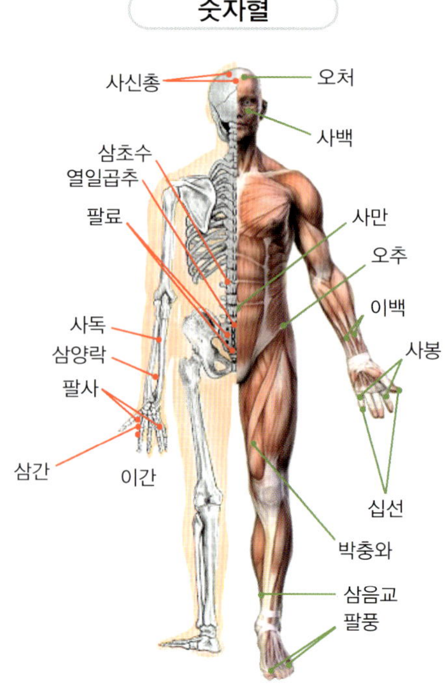

인체의 경혈(13)

오수정혈
신정
소택
소상
소충
소충
상양
관충
중충
족규음
지음
용천
오수형혈
전곡
소부
어제
이간
로궁
액문
연곡
대도
협계
행간
족통보
내정

오수수혈
신문
후계
택연
삼간
중저
대릉
족임읍
태계
족임읍
태충
함곡
태백
오수경혈
간사
지구
경거
양계
령도
양곡
부류
중봉
양보
쿤룬
해계
상구

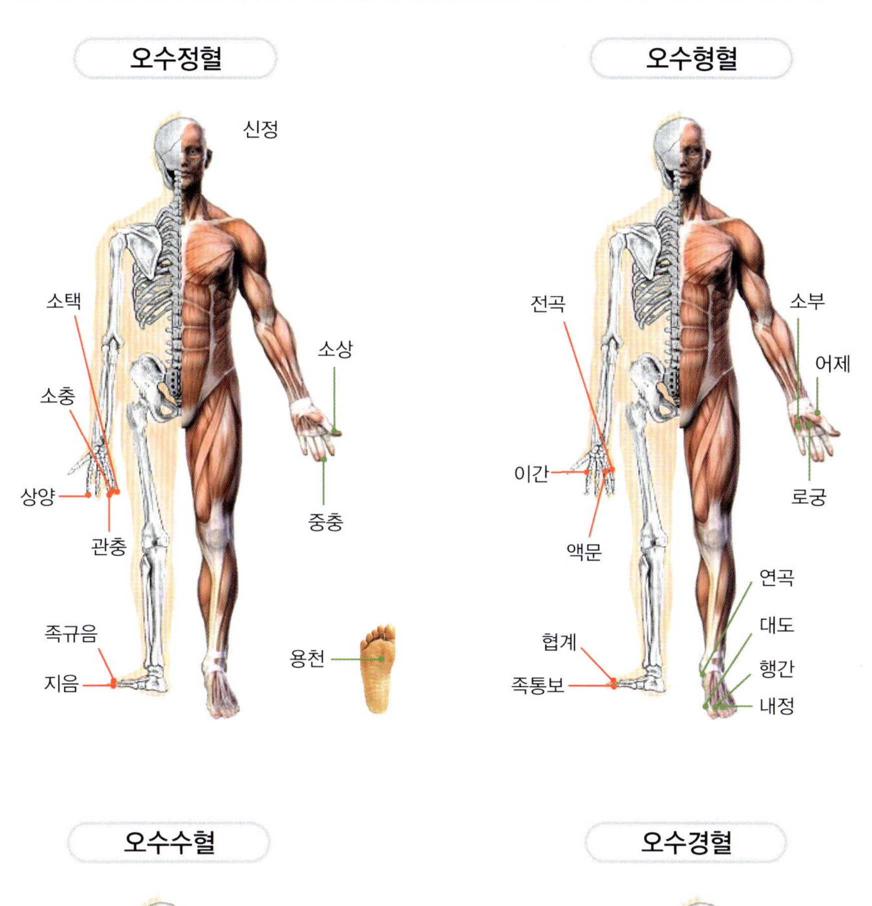

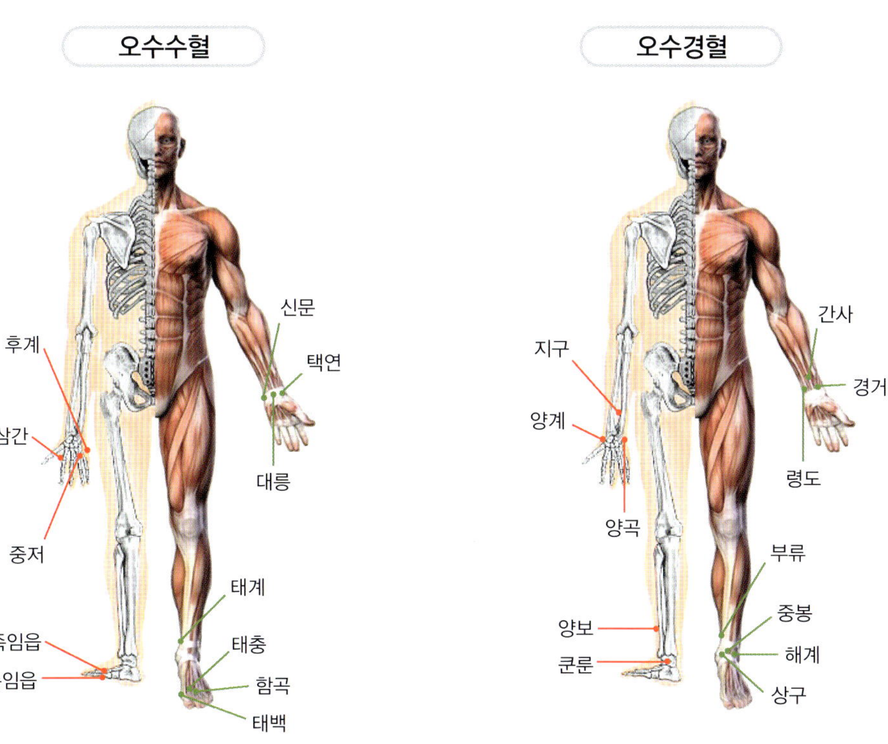

인체의 경혈(14)

합혈, 하합혈
소해
곡택
척택
천정
곡지
소해
곡천
음곡
위종
위양
양릉천
음릉천
족삼리
상거허
하거허
원혈
대릉
택연
양지
합곡
완골
신문
태계
충양
태백
태충
구허
경골
팔회혈
전중 기회
대저 골회
중완 부회
격수 혈회
장문 장회
택연 맥회
양릉천 근회
현종(절골) 수회
맥자혈
계맥
내관 통음유맥
외관 통양유맥
렬결 통임맥
후계 통독배맥
신맥 통양교맥
조해 통음교맥
족규음 통대맥
공손 통충맥

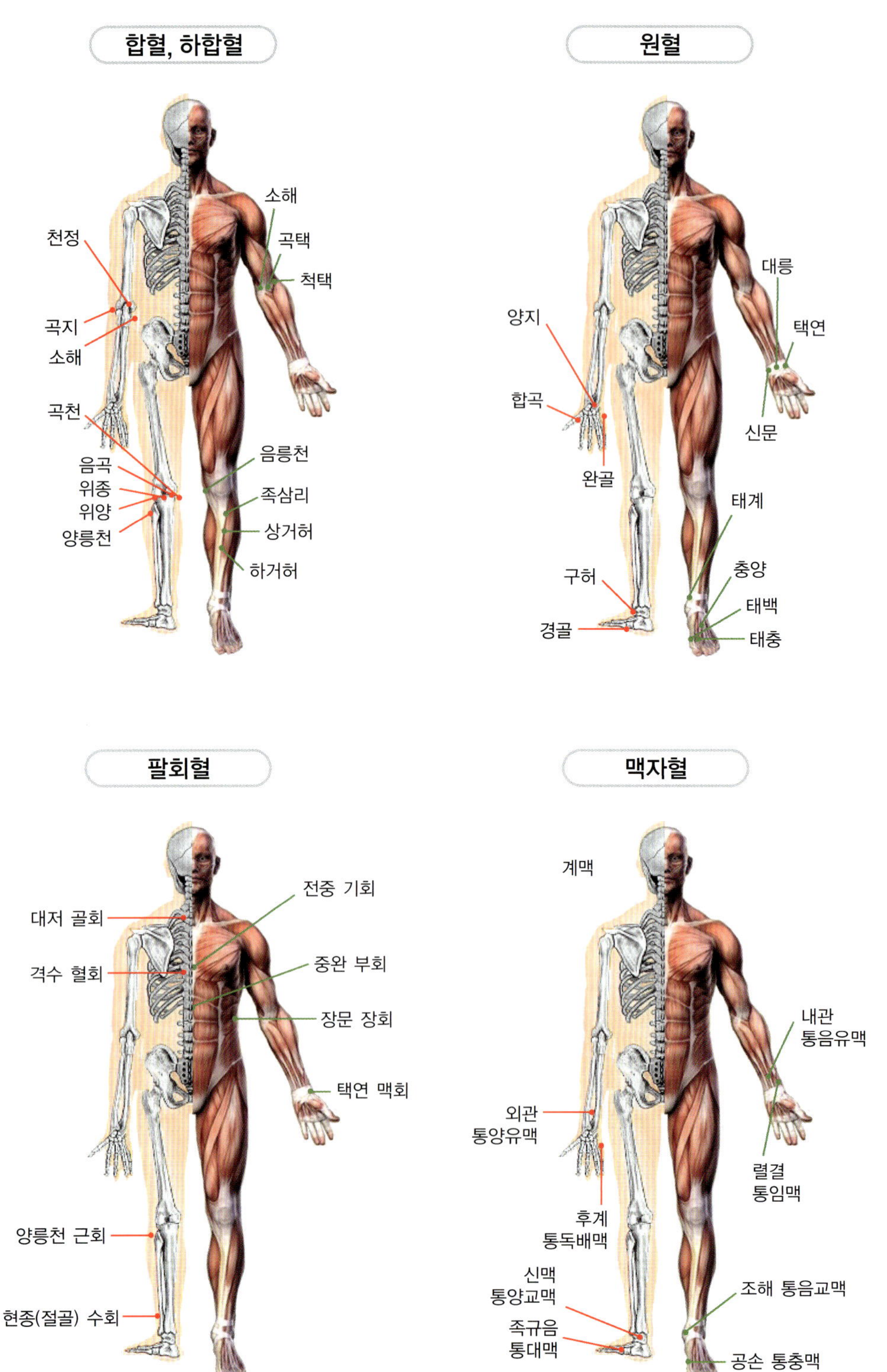

인체의 경혈(15)

락혈

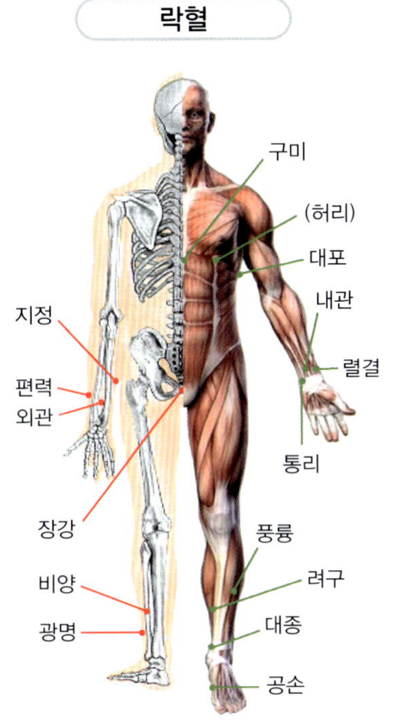

극혈

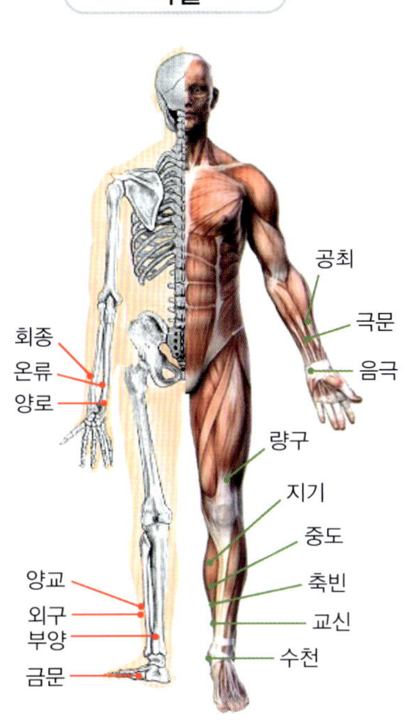

모혈

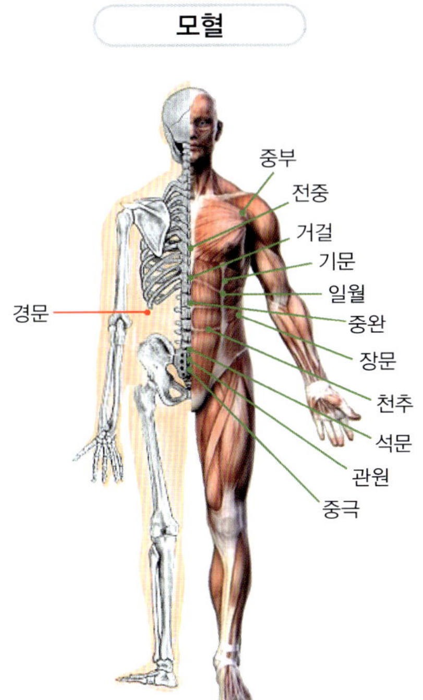

배수혈

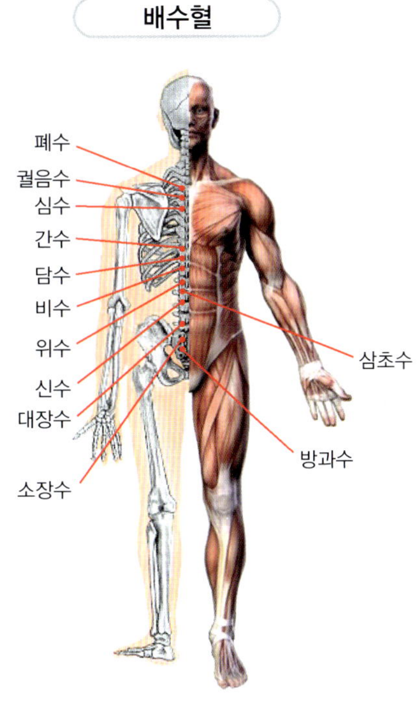

손의 부위별 명칭

사지(四指)
엄지를 빼고 네 손가락
간지(間指)
환지(還指)
시지(示指)
이지(二指)
엄지와 검지
소지(少指)
소절(少節)
중절(中節)
지절(指節)
수장(手掌)
지첨
지두
지복(指複)
수공(手空)
소지구(少指區)
모지구(母指區)
수근(手根)
손의 근원
지괴(指塊)
주먹을 쥐었을 때 손가락 등부분
모지(母指)
엄지

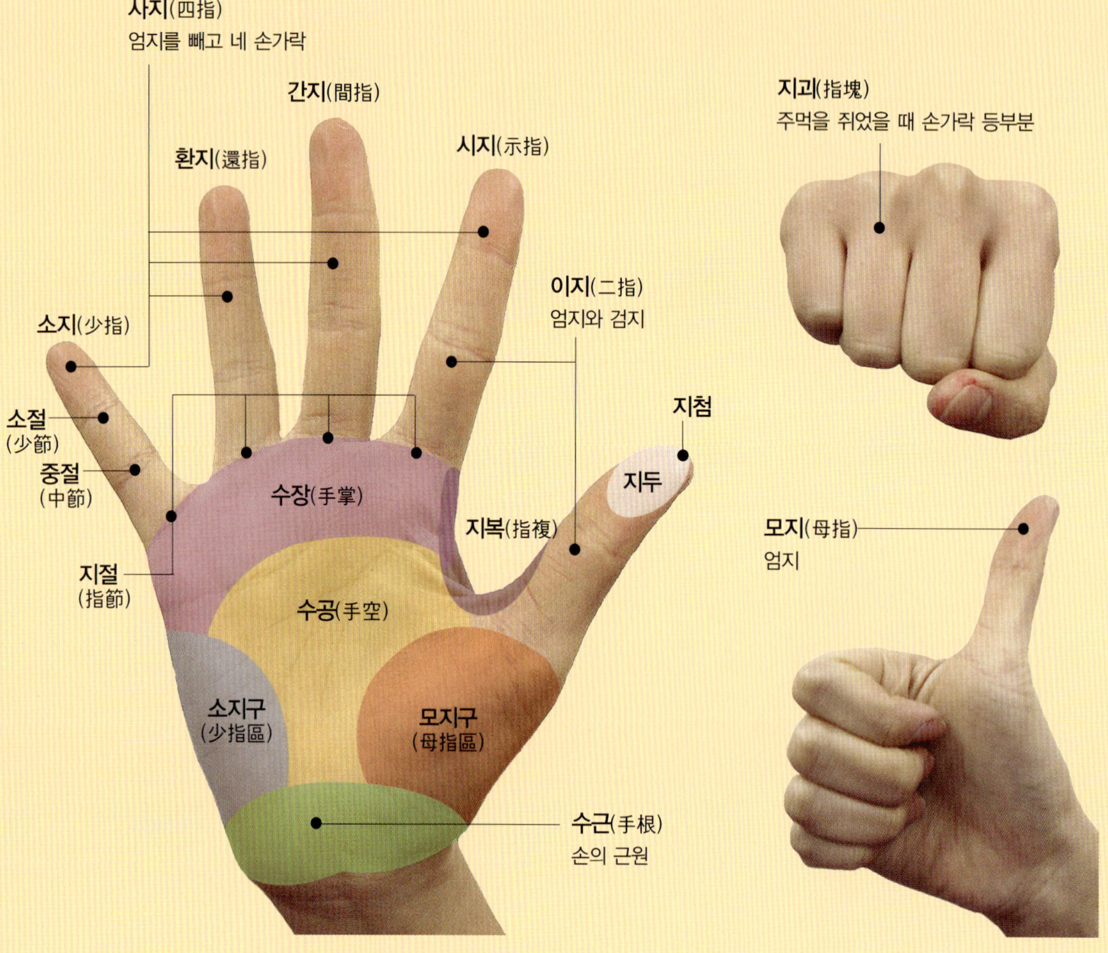

생활 경락마사지의 개요

1. 경혈마사지의 이론

1 경혈마사지란?

1) 경락의 경혈을 자극하여 전신의 균형을 조정한다

경혈마사지는 중의학의 '경락'의 흐름에 따라 내장이나 전신의 음양의 밸런스를 맞추고 '기(氣)'의 흐름을 조절하여 자연치유력을 높이는 자연요법이다.

경혈마사지는 혈을 자극함으로써 내장이나 조직에 작용하여 몸 전체의 밸런스를 완만히 원래상태로 되돌려준다.

2) 중의학은 여러 지혜와 경험의 집대성

경혈마사지는 수 천년 이상의 경험에 의해 완성된 여러 가지 이론이나 기법의 경험을 토대로 몸 상태를 살핀다. 실제로 상담에서는 상세한 문진을 하면서 하나하나 체질에 맞춘 처방을 내린다. 체질이나 증상을 상세하게 살피기 위한 진단방법으로는, 음양론, 오행론, 기혈수론, 장부변증론 등이 있다. 이들 이론은 각각 다르게 성립한 독립된 사상이지만, 오랜 세월 동안 서로의 영향을 주고 받으며 체계화되었다.

그러므로 마사지를 시작하기 전 중의학의 기본적인 사상을 알아둘 필요가 있다.

3) 예방으로서의 경혈마사지

이 책에서는 조금이라도 상세히, 체질에 맞는 마사지를 실시하기 위한 자신의 체질을 알아보는 간단한 체크표를 준비하였다. 자기 자신의 체질을 알아봄으로써 보다 효과적으로 마사지를 실시할 수 있을 것이다.

중의학의 큰 특징은 '미병(未病)을 고친다'는 말처럼, 예방의학의 측면이 강하다. 병이라고는 할 수 없지만 몸의 밸런스가 무너져 일어나는 결림이나 나른함, 통증과 같이 불쾌한 증상, 방치해두면 병으로 이어지는 싹을 잘라 건강한 몸을 만들자.

본서에서 사용하는 용어

기(氣) 생명을 유지하기 위해 필요한 에너지로 정신기능의 근원. 몸 구석구석을 돌아 체내는 처음부터 생명을 둘러싼 모든 것에 이 '기'가 순환하고 있다고 여긴다.

혈(血) 혈액을 의미하며, 맥 속을 돌아 전신으로 영양을 전달하는 기능을 한다.

수(진액) 체내를 도는 체액(수분, 림프액 등)의 총칭. 전신에 영양을 전달하는 기능을 한다.

장부(臟腑) 체내의 장기를 의미하며, 현대의학에서 말하는 내장의 의미 뿐 아니라 중의학적인 사상을 근거로 한 기능적인 의미도 포함한다. 장(臟)은 간장, 심장, 비장, 폐, 신장 등 오장으로, 속이 꽉 찬 기관을 가리킨다. 부(腑)는 담낭, 소장, 위, 대장, 방광, 삼초의 육부로 속이 비어 있는 기관을 가리킨다.

경락(經絡) 생명활동을 유지하기 위한 에너지인 기나 혈의 통로. 장부와 체표를 잇는 루트로, 경맥과 낙맥으로 되어 있다. 각 장부에 관련한 계통으로 나뉜다(예, 간에 관련하는 계통의 경락은 '간경').

경혈(經穴) 경락 상에 있는 반응점. 장부의 변조는 경락을 지나 경혈에 나타나며 경혈을 자극함으로써 변조가 조정된다.

2 경혈마사지의 기초지식

1) 음양론

음양론은 '오행론'과 함께 중국 고대사상의 중심이 되는 것으로, 모든 것을 음과 양 두 가지로 나누어 상대적인 관계에 두는 사상이다. 그 음양은 결코 불변하는 것이 아니라, 계절이 바뀌듯이 모든 현상이 일정한 리듬으로 변화하면서 밸런스를 유지한다.

밸런스가 무너졌을 때 질병이 되며, 몸이 지나치게 음으로 치우치면 양의 물질도 지나치게 양으로 치우치게 되므로, 음의 물질을 섭취하여 밸런스를 회복하고 부조현상을 바로잡는다.

2) 오행론

오행론은 이 세상에 있는 모든 물질이나 대상을 나무(木), 불(火), 흙(土), 쇠(金), 물(水)이라는 다섯 가지 요소에 속한다고 생각하는 중국의 고대사상이다. 모든 것은 서로의 관계를 강조함으로써 발생과 발전을 하는 '상생', 서로 견제함으로써 협력관계를 도모하는 '상극' 두 가지 법칙에 따라 끊임없이 변화하면서 밀접하게 관계한다는 사상이다.

예를 들면 신장, 방광이 건강하고 간장, 담낭이 건강하면 심장, 소장의 컨디션도 좋아지며(상생), 반대로 폐, 대장에 문제가 있으면 간장, 담낭을 해하고 비장, 위도 나빠지는 것과 같이(상극), 오랜 경험에서 장부나 부위, 감정, 계절, 식물 등을 오행에 적용시켜 각각의 관계를 진단이나 치료에 응용하는 것이다.

3) 신체 구성의 3가지 기본요소

중의학에서는 몸을 구성하는 기본적인 성분을 기, 혈, 수(진액)라고 하며, 이들은 서로 돕고 컨트롤하면서 전신을 돌고 있다고 생각한다.

'기'란 몸에 흐르는 생명에너지(체력, 면역력, 정력 등)로서, 기력이나 원기의 '기'를 의미한다. '혈'은 문자 그대로 혈액을 의미하며, '수'는 체액이나 림프액 등, 체내에 있는 혈액 이외의 수분을 의미한다. 이 기, 혈, 수가 체내를 원활히 돌면 심신 모두 건강하나, 어느 하나라도 부족하거나 흐름이 막히면 몸에 이상현상이 나타난다.

4) 장부변증론

내장은 그 성질과 기능에서 간장, 심장, 비장, 폐, 신장 등 다섯 가지 장(오장), 담낭, 소장, 위, 대장, 방광, 삼초 등 여섯 가지를 부(육부)라고 하며 이를 합쳐 '오장육부'라고 한다.

여기에는 췌장 대신 '삼초'가 들어가 있는 것과 같이 서양의학에서의 장기와 차이가 있다. 중의학의 장부는 보다 넓은 의미로, 생리기능도 아울러 파악하고 있기 때문에 같은 명칭이라도 서양의학과 동일한 개념으로 보아서는 안된다.

장부변증론이란 장부의 생리, 병리의 특징을 기초로 한 변증법이다. 오장육부의 음양이나 기혈, 허실, 한열 등의 변화에 근거하여 이들을 조합시켜 증상을 분석하고, 병리를 추찰하면서 병변 부위, 성질 등을 판단하여 치료에 의거한다.

◆ **경락마사지의 효과**

경락마사지는 현대의학으로도 치료할 수 없는 고혈압, 당뇨, 중풍, 혈액순환장애, 비만, 동맥경화, 심혈관질환 등 성인병질환 뿐만 아니라 만성신부전, 통풍, 아토피성피부염과 같은 각종 피부질환에도 큰 효과가 있다. 경락마사지는 막힌 혈도를 뚫어 줄 뿐만 아니라 뚫린 통로에 양질의 에너지를 공급해 준다.

3 오장

1) 자신의 기본체질

　중의학에서는 개인의 체질이나 증상에 맞추어 무너진 몸의 밸런스를 조정하기 위하여, 우선은 자신의 체질이나 유형을 아는 것을 기본으로 한다.

　5가지 유형 질문에서 자신에게 해당한다고 생각하는 항목에 체크(✓)표시한다. 해당하는 개수가 가장 많은 유형이 자신의 체질이다.

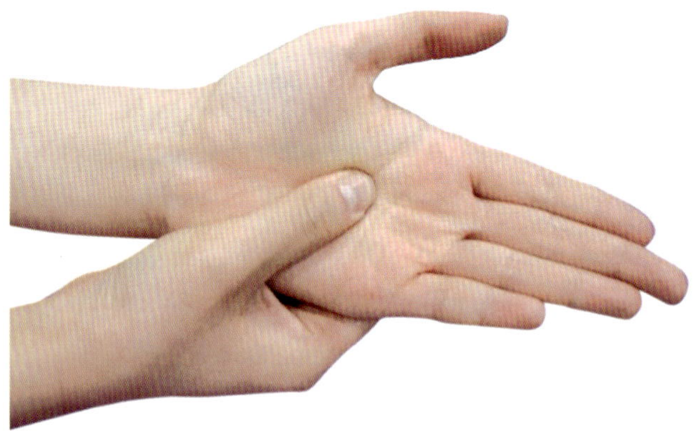

　단, 체질은 반드시 하나는 아니다. 복수의 유형에서 표시가 많은 경우 그 유형의 설명을 잘 읽고 자신의 체질 성향을 알아두자.

　체질은 계절이나 연령, 컨디션에 따라 변화할 수 있으므로, '지금'의 자기 체질을 확인하는 것이다.

① 간장 유형

- ☐ 초조하거나 화가 자주 난다.
- ☐ 잠자리가 나쁘고 한번 잠들어도 자주 눈을 뜬다.
- ☐ 눈의 피로나 충혈이 있다.
- ☐ 현기증이 나는 경우가 있다.
- ☐ 생리불순, 생리통이 있다.
- ☐ 설사 변비를 교대로 반복한다.
- ☐ 현기증, 두통, 귀울음이 있다.
- ☐ 어깨결림이 심하다.
- ☐ 얼굴이 창백하다.
- ☐ 손톱이 잘 깨진다.

② 심장 유형

- ☐ 이유없이 불안한 적이 있다.
- ☐ 잠을 얕게 자고 꿈을 자주 꾼다.
- ☐ 부정맥이 있다.
- ☐ 혀가 짓무르고 설염이 있다.
- ☐ 웬지 모르게 얼굴이 붉어진다.
- ☐ 가슴이 두근거리고 호흡이 거칠다.
- ☐ 건망증이 잦다.
- ☐ 땀을 잘 흘리는 편이다.
- ☐ 히스테리를 부리는 경우가 있다.
- ☐ 저혈압이나 빈혈 증상이 있다.

③ 비장 유형

- ☐ 식욕부진, 또는 식욕이상 증상이 있다.
- ☐ 신경이 예민하고 걱정이 많다.
- ☐ 구내염이나 구강염이 자주 생긴다.
- ☐ 얼굴이나 손 등이 약간 노랗다.
- ☐ 조금만 신경을 쓰면 설사를 한다.
- ☐ 위가 부글거린다.
- ☐ 입 주변에 뾰루지가 자주 생긴다.
- ☐ 단 음식이 당긴다.
- ☐ 기력이 없고 몸이 나른하다.
- ☐ 자주 붓는다.

④ 폐 유형

- ☐ 웬지 모르게 우울해지는 경우가 많다.
- ☐ 화분증이나 비염 등의 알레르기가 있다.
- ☐ 감기에 자주 걸린다.
- ☐ 목이 자주 붓는다.
- ☐ 기침이나 가래가 있다.
- ☐ 코가 막힌다.
- ☐ 피부가 약하고 트러블이 자주 생긴다.
- ☐ 대장 기능이 약하다.
- ☐ 호흡이 힘들 때가 있다.

⑤ **신장 유형**

- ☐ 조그만 일에도 깜짝 놀란다.
- ☐ 전체적으로 잘 붓는다.
- ☐ 청력이 나쁘고 낮은 귀울림이 있다.
- ☐ 다리와 허리가 뻐근하다.
- ☐ 피부색이 어둡고 칙칙하다.
- ☐ 요통이 있다.
- ☐ 정력감퇴의 기미가 있다.
- ☐ 방광염을 반복한다.
- ☐ 모발에 윤기가 없다.
- ☐ 골절이 자주 생긴다.
- ☐ 부인병이 자주 생긴다.

1. 초조함, 스트레스, 혈행불량 유형

머리 회전이 빠르고 시원시원한 반면, 조그만 일에 초조해하거나 기분이 나빠져 주변 사람을 곤란하게 하는 유형이다.

기력이 충실할 때는 일을 정확히 분석하나 작은 일에 마음이 거슬려 성급해지기 쉽다. 게다가 몸의 밸런스가 무너지면 사고가 둔해져 무기력해진다. 잠을 얕게 자고 자주 꿈을 꾸는 것도 이 유형이다.

▶ **발견되는 질병과 증상** 콜레스테롤, 중성지방, 갱년기 장해, 고혈압, 자율신경실조증, 무좀, 헤르페스, 주름, 두드러기, 눈병

▶ **권장하는 차** 국화차, 우롱차, 구기자차, 장미차

2. 불면, 불안, 혈관 피로유형

겉으로는 당당하지만 의외로 부끄러움을 많이 타고 예민하다.

초조함이나 스트레스는 거의 간 유형과 유사하지만 이 유형의 사람은 불면이나 건망증이 더욱 심하며 정서가 불안정하다. 몸의 밸런스가 깨지면 무엇을 해도 즐겁지 않고 불안감에 휩싸일 수 있으므로 주의가 필요하다.

혈을 보충하는 음식물(대추, 무화과, 간)을 섭취하여 '심장'의 기능을 증진시킨다. 뇌와 눈의 혹사는 심혈을 소모시키므로 밤늦게까지 PC 모니터나 TV를 보지 않도록 주의한다.

▶ 발견되는 질병과 증상 동맥경화, 협심증, 심근경색, 고혈압, 저혈압, 장염, 십이지장궤양, 불면증, 여드름

▶ 권장하는 차 웅세차, 감잎차

3. 위장허약 유형

공부나 일로 장시간 의자에 앉아 있는 사람에게 많은 유형이다. 작은 일에 전전긍긍하거나 너무 생각이 많고, 사려 깊고 지나치게 조심성이 있는 유형이다. 스트레스를 식사로 해소하려 하기 때문에 비만인 경우가 많다.

몸의 밸런스가 깨지면 식욕이나 생기가 없고 나른함을 자주 느낀다. 여성의 경우는 생리주기가 빨라지거나 부정출혈이 일어나는 경우도 있으므로 주의한다. 1일 에너지를 보충하기 위하여 반드시 아침식사를 챙겨먹는 것이 중요하다. '기'를 효과적으로 보충하기 위해서는 버섯류와 잡곡을 권장한다. 과로를 피하고 충분한 수면을 취하도록 한다.

▶ 발견되는 질병과 증상 위산과다증, 급성·만성 위염, 위하수, 위·십이지장궤양, 당뇨병, 췌염, 비만증, 구내염

▶ 권장하는 차 율무차, 이질풀차, 진피차

4. 호흡기, 피부, 알레르기 체질 유형

감수성이 예민하고 감정기복이 큰 사람에게 많은 유형이다. 알레르기 체질로 환절기나 건조한 시기에 피부가 가렵거나 비염(화분증), 감기 등으로 컨디션이 쉽게 무너진다.

이 유형이 감기에 걸리면 기침이나 미열이 오래가고 좀처럼 낫지 않는다. 또 변비가 있고 배가 나오는 것이 특징이다.

중의학에서 말하는 '폐'(호흡기계, 피부, 코, 간장 등을 포함) 부분이 건조되기 쉽기 때문에 두류나 과실류, 패류, 시금치 등, 건조를 예방하는 음식을 섭취하도록 한다. 또 매운 요리나 커피 등 자극적인 음식은 건조를 촉진하므로 너무 많이 섭취하지 않도록 주의한다.

▶ **발견되는 질병과 증상** 기관지천식, 습진, 두드러기, 원형탈모증, 과민성 대장염, 감기, 치질, 탄화칼슘, 부종, 변비

▶ **권장하는 차** 차조기차, 민트차, 쇠뜨기차

5. 생기가 없고 쉽게 피로한 유형

허리와 다리에 힘이 없고 화장실에 가는 일이 잦으며 아무리 자도 졸리는 증상이 있다.

조그만 일에도 쉽게 놀라는 사람에게 많은 유형으로 몸의 밸런스가 무너지면 기억력이 떨어지고 매사에 자신감이 없으며 자주 놀란다. 몸을 따뜻하게 하고 혈행을 좋게 하며 신진대사를 활발히 하기 위하여 식사는 무나 파, 당근, 부추, 생강, 새우, 달걀 같은 따뜻한 성질의 식재를 사용한 따뜻한 음식을 위주로 위의 기능을 높인다. 적절한 운동을 습관화하여 몸을 차갑지 않게 해주어야 한다.

▶ **발견되는 질병과 증상** 메니에르병, 전립선 비대증, 골조송증, 요통, 당뇨병, 귀울음, 배뇨이상, 생리불순, 생리통, 불임증

▶ **권장하는 차** 구아바차, 쑥차, 검은콩차

4 기혈수

　다음 A~E의 5그룹에서 자신에 해당하는 증상에 체크하여 해당 항목이 가장 많은 그룹이 자신의 체질 유형이다. 너무 깊게 생각하지 말고 직감으로 해당란에 체크해보자.

① A 유형

- ☐ 안색이 창백하다.
- ☐ 몸이 나른하고 쉽게 피로하다.
- ☐ 호흡이 얕고 호흡이 힘들다.
- ☐ 생리가 계속된다.
- ☐ 혀의 색이 옅다.
- ☐ 생기가 없고 감기에 자주 걸린다.
- ☐ 설사를 자주 한다.
- ☐ 신진대사가 나쁘다.
- ☐ 냉증을 느낀다.
- ☐ 땀을 많이 흘린다.

◆ **질병을 일으키는 원인**

1. 부정적인 의식
2. 스트레스
3. 부적절한 호흡
4. 긴장된 생활의 반복
5. 면역체계 약화로 인한 저항력 상실

(고정환 · 이인순, 2007)

② B 유형

- [ ] 얼굴에 윤기가 없고 입술이나 손발톱의 색이 옅다.
- [ ] 가슴이 자주 두근거린다.
- [ ] 현기증이 자주 일어난다.
- [ ] 잠이 오지 않거나 꿈을 자주 꾸어 숙면할 수 없다.
- [ ] 손발의 경련이나 저림을 느낀다.
- [ ] 대변이 건조하고 딱딱하다.
- [ ] 점점 마른다.
- [ ] 여성의 경우는 생리 시 혈의 양이 적고 주기가 늦어지는 경향이 있다.
- [ ] 피부가 거칠다.
- [ ] 모발이 부스스하다.

③ C 유형

- [ ] 초조하고 화가 치밀어 오르는 등, 정신적으로 우울증 경향이 있다.
- [ ] 긴장하거나 화가 나면 컨디션이 나빠진다.
- [ ] 입 안이 쓰다.
- [ ] 한숨을 자주 쉰다.
- [ ] 트림이 자주 나온다.
- [ ] 목구멍 밑에 매실만한 이물감이 있다.
- [ ] 옆구리가 당긴다.
- [ ] 스트레스를 잘 쌓아둔다.
- [ ] 여성은 생리 전 유방이 부풀어 오르고 아프거나 컨디션이 나빠진다.
- [ ] 두통, 어깨 결림 등이 자주 일어난다.

④ D 유형

- [ ] 안색이 칙칙하고 주름, 기미, 검버섯, 주근깨가 자주 생긴다.
- [ ] 생리불순이나 생리통, 자궁근종이나 자궁내막증 등의 부인과 계통 트러블이 잦다.
- [ ] 두통, 어깨결림이 있다.
- [ ] 혀가 자주색을 띠고 설면에 반점이 있고, 혀 안쪽에는 정맥이 부어올라 있다.

⑤ E 유형

- [ ] 가래가 자주 나온다.
- [ ] 메스꺼움을 자주 느낀다.
- [ ] 위가 답답하거나 거북하다.
- [ ] 몸이 무겁고 나른하다.
- [ ] 몸이 자주 붓는다(특히 발).
- [ ] 살이 찐다.
- [ ] 비 오는 날은 컨디션이 나쁘다.
- [ ] 변이 묽은 경향이 있다.
- [ ] 혀가 부은 듯한 느낌이 든다.
- [ ] 대하가 많다.

Sha Gen (2006)

5 기혈수의 5가지 유형

기혈수론에서는 기·혈·수의 흐름이 각각 부족하거나(허) 막힌(체) 상태를 '기허' '기체', '혈허', '어혈', '수체'라는 5가지 유형으로 나눈다.

전 페이지의 A~E까지 5가지 그룹은 각각 A = 기허, B = 혈허, C = 기체, D = 어혈, E = 수체를 나타낸다.

자신의 몸 상태에 맞추어 기혈수의 흐름을 개선하고 밸런스를 맞추도록 하자.

1) 생기가 부족한 상태

'기허'는 과로나 수면부족으로 '기'가 소모되었을 때 나타나기 쉽고 기력이 없고 피로한 상태를 말한다. 위장이 약하고 식욕부진이나 거북함, 설사 등을 일으키기 쉽다. 면역력이 저하되기 때문에 감기 등에 잘 걸리고 쉽게 낫지 않는 것이 특징이다. 규칙적인 식사와 충분한 수면으로 체질을 개선하자.

▶ **효과적인 양생법** 체력에 맞게 피로하지 않도록 느긋한 마음으로 유산소운동을 실시한다.

▶ **체질개선을 위한 식생활** 쇠약해진 체력을 보강하고 자양강장 기능이 있는 단 음식을 섭취한다. 단 과일과 같이 수분이 많은 것은 너무 많이 섭취하지 않도록 주의한다.

▶ **효과적인 한방약** 육미환, 팔미환, 우차신기환

2) 혈이 부족한 상태

'혈허'는 몸에 영양을 전달하고 노폐물을 배출하는 '혈'이 부족하여 육체 에너지가 부족한 상태를 가리킨다. 피로나 스트레스, 냉증이 원인이며 신진대사가 저하하고

혈행이 나빠지기 때문에 잔주름이나 건조함 등 피부 트러블을 초래하기 쉽다. 현기증이나 빈혈, 불면, 불안증에도 주의해야 한다.

▶ **효과적인 양생법** 사우나나 격한 운동으로 땀을 많이 흘리는 행위는 삼간다.

▶ **체질개선을 위한 식생활** 피나 살이 되는 고단백 음식을 섭취한다. 단, 몸을 따뜻하게 하여 혈액순환을 좋게 하는 매운 음식은 너무 많이 섭취하지 않도록 한다.

▶ **효과적인 한방약** 사물탕, 당귀작약산

3) 기가 막혀 흐르지 않는 상태

'기체'는 정신적인 스트레스가 원인으로 '기'가 몸을 순환하지 않고 막혀버린 상태를 말한다. 자율신경의 혼란에 따른 초조함이나 불면, 우울증 등을 초래하기 쉽고 정서가 불안정하다. 뾰루지나 두드러기도 자주 생기므로 스트레스를 해소하고 기분전환을 하도록 노력한다.

▶ **효과적인 양생법** 일상생활 속에서 기분전환을 도모하려 꾸준히 노력한다.

▶ **체질개선을 위한 식생활** 생강이나 파 등 몸을 따뜻하게 하고 혈액순환을 돕는 매운 음식을 위주로 섭취한다.

▶ **효과적인 한방약** 반하후박탕, 가미초유산

4) 혈액순환이 나쁘고 정체해 있는 상태

'어혈'은 냉증이나 스트레스, 과로, 운동부족 등이 원인으로 혈액이 체내를 잘 순환하지 못하는 상태이다. 여성에게 많은 유형이다. 여드름이나 뾰루지 등 피부 트러블 외에도 어깨결림이나 두통, 요통을 일으킨다. 고혈압과 같은 생활습관병에도 유의해야 한다.

▶ 효과적인 양생법 적절한 운동으로 혈행을 좋게 한다.

▶ 체질개선을 위한 식생활 몸을 차게 하는 식재를 피하고 소두나 흑두, 미초 등, 혈행을 촉진하는 것을 많이 섭취한다. 술도 혈행을 좋게 하는데 효과적이다.

▶ 효과적인 한방약 도핵승기탕, 계지복령환, 온경탕

5) 수분이 막혀 있는 상태

'수체'는 진액(혈액 이외의 체액)이 막혀 수분대사가 깨져 체내에 여분의 수분이 막혀 있는 상태이다. 냉증이나 수분 과다섭취로 일어난다. 막힌 수분에 따라 분비물이 증가하기 때문에 부종(특히 하반신), 대하, 콧물, 눈곱이 많이 생기는 장마철에 컨디션을 잃지 않도록 주의한다.

▶ 효과적인 양생법 유산소운동은 발한을 촉진시키고 신진대사를 좋게 하여 몸의 냉기를 제거한다.

▶ 체질개선을 위한 식생활 수분(과일이나 음주)의 과다섭취에 주의하고 음식물은 가능하면 따뜻한 것으로 섭취한다. 단 음식이나 맛이 진한 것, 자극적인 것도 가능한 삼간다.

▶ 효과적인 한방약 이진탕, 온단탕, 위령탕, 인진오령산

◆ 한방마사지의 질병 진단법
1. 망진법(얼굴이나 피부색으로 진단하는 방법)
2. 문진법(상담을 통해 대상자의 질병 유무를 파악하는 방법)
3. 맥진법(맥을 진단하는 방법)

6 경혈 기본마사지

1) 장소나 증상에 따라 다른 마사지법

경혈마사지의 경우 질병의 증상이나 경혈에 따라 자극법이 다르다. 보다 효과적으로 실시하기 위해서는 다음 사항에 유의해야 한다.

▶ **유력** 적절한 힘으로 자극하는 것

▶ **유화** 부드럽고 기분 좋게 느끼는 정도로 자극하는 것

▶ **균형** 균형있고 일정한 리듬을 가지고 자극하는 것

▶ **지구** 경혈을 자극하는 데는 어느 정도의 시간이 필요한 것

위와 같은 네 가지 포인트 외에도 압박하고, 주무르고, 문지르고, 집고, 두들기는 5가지 자극법을 조합해서 자극을 준다.

2) 압박법

모지로 압박할 때에는 제1관절을 약간 젖혀 배 부분을 경혈에 밀착시키고, 힘을 가할 때 몸에 대해 수직이 되도록 한다. 시지나 간지, 손바닥으로 압박할 때도 같은 요령으로 실시한다. 발바닥과 같이 힘을 주어 압박하고자 할 때 양손의 모지를 겹쳐 실시하고, 넓은 범위를 자극하고자 할 때에는 손바닥이나 모지 이외의 네 손가락을 사용하여 압박하는 경우도 있다.

3) 유념법

모지로 주무르는 경우는 압박할 때와 마찬가지로 경혈에 손가락을 밀착시켜 시계방향으로 원을 그리면서 압력을 가한다. 상하나 좌우로 주무르는 경우도 마찬가지이다. 복부의 경혈을 압박하는 경우에는 양

손의 간지를 겹쳐 주무르거나 넓은 범위를 주무를 경우에는 손바닥이나 모지, 네 손가락 외에 주먹을 사용하는 경우도 있다. 너무 강하게 주무르면 통증이 심하므로 아픈 부분은 약하고, 부드럽게 주무르도록 한다.

4) 경찰법

적절한 압력을 가하면서 경로의 흐름을 따라 위에서 아래로, 혹은 아래에서 위로 되돌아가 원활하게 문지른다. 손바닥 전체나 모지구, 모지 이외의 네 손가락을 사용하여 실시한다.

5) 이지 자극법

모지와 시지, 혹은 간지를 사용하여 경혈 주변을 집었다 놓는 동작을 반복한다. 손의 합곡(合谷)이나 발의 태충(太衝) 경혈은 모지와 시지로 집었다 확 놓는 자극법이 효과적이다.

6) 타법

손목의 힘을 빼고 양손 또는 한손 주먹이나 새끼손가락 측면으로 리드미컬하게 두들긴다. 느낌에 따라 강도를 조절하면서 일정한 리듬으로 두드리는 것이 중요하다.

경혈마사지의 주의사항

- 심신 모두 쾌적하고 릴랙스한 상태에서 마사지를 받는다.
- 공복 시나 만복 시, 육체피로 시, 허약체질이나 노인 등의 경우 너무 강한 자극을 주는 것은 금물이다. 힘을 가감하면서 부드럽게 마사지하도록 한다. 또 식사 전후 1시간 이내나 음주 후에는 마사지를 피해야 한다.
- 화장실에 다녀와서 마사지를 받도록 한다.
- 겨울철에는 방 전체를 따뜻하게 하고 마사지를 하기 전에는 양손을 주물러 데운 뒤에 실시한다.
- 마사지를 실시할 때에는 전 신경을 집중시켜 치료 부위나 몸의 변화를 관찰하면서 실시한다.
- 마사지 직후에는 몸을 갑자기 움직이지 않는다.

7 생활 경락마사지 상식

1) 심포와 삼초

우리 인체에는 5장 5부 이외에 심포라는 장기가 있다. 심이라는 장은 평생 규칙적인 박동을 하는 중요한 장기인데 이를 튼튼히 둘러싸고 있는 것을 심포라고 하며 심포에 대응하는 부가 삼초이다. 삼초는 열의 원천인데 머리부터 목까지를 천부(天部)라 하며, 가슴부터 배를 인부(人部), 아랫배로부터 다리를 지부(地部)라 한다.

2) 6장 6부의 경락

⑴ 6장이란 간, 심장, 비장, 폐, 신장, 심포를 의미한다.
⑵ 6부란 담, 소장, 위, 대장, 방광, 삼초를 의미한다.

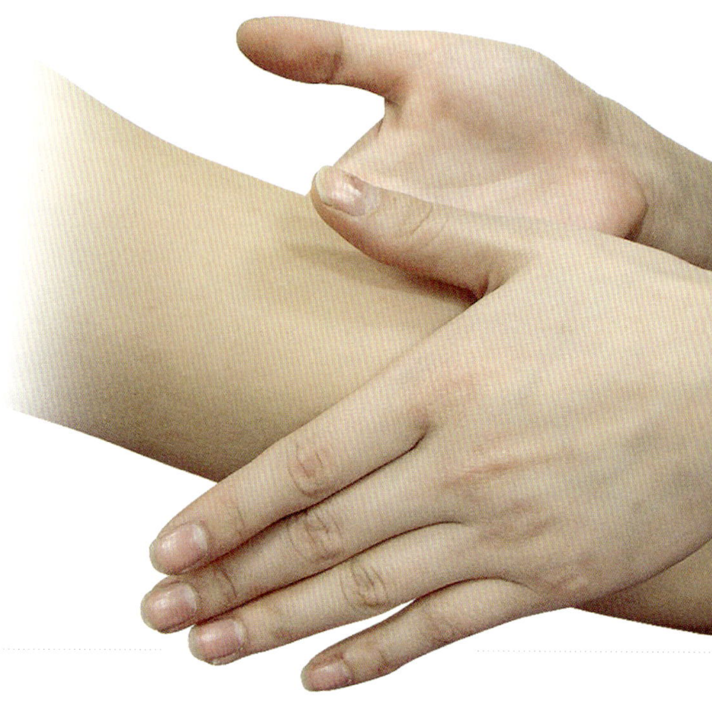

3) 인체의 혈의 의미

중(中)	사방으로 통한다는 의미 중충, 중완, 중도, 중봉	**천(天)**	머리, 얼굴의 의미 천장, 천용, 천종, 천정
정(井)	얼굴에 땀이 날때 시술하는 혈 천정, 견정	**연(淵)**	인위적으로 막아 이루어진 곳 태연, 연액
수(水)	소변 배설 관련 수천, 수구, 수도	**해(海)**	큰장기에 둘러싸인 많은 양의 물 기해, 혈해, 도해
천(泉)	백＋수 흰물이라는 의미 곡천, 수천, 중천	**택(澤)**	물이 너무 많을때 일부러 막아놓은 웅덩이라는 의미 곡택, 척택
지(池)	땀이 솟아나는 곳 양지, 곡지	**곡(谷)**	음한 곳, 구멍이나 음부의 질병 합곡, 음곡, 함곡, 솔곡
계(谿)	큰 계곡을 의미함 태계, 양계	**읍(泣)**	눈물과 관련있는 증상에 사용하는 혈 승읍, 두임읍, 족임읍
공(空)	뼈를 둘러쌓인 큰 구멍(눈) 사죽공, 대굴공, 소굴공	**공(孔)**	구멍과 관련된 질환(귀, 코) 공최

● 마사지의 기본 기법

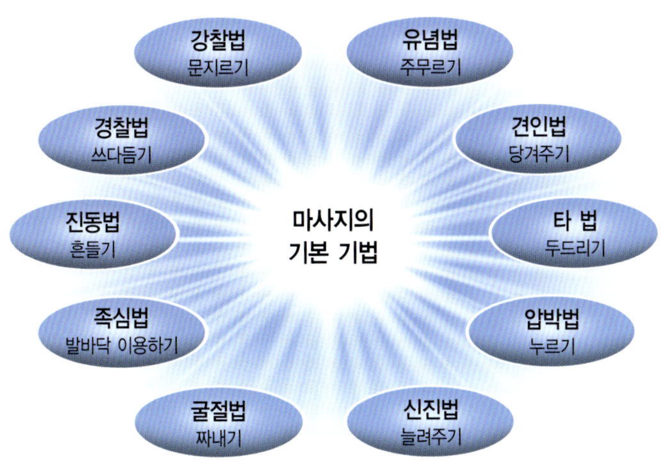

Section
2

생활 경혈마사지의 실제

1. 신체 트러블

1 전신의 부종

1) 체내의 수분대사를 원활히하여 부종을 해소한다

부종의 원인은 대부분 '물'과 관계가 있다. 인간은 기, 혈, 수의 세 가지 기본물질에 따라 형성되어 있다. 비장과 신장의 수분대사가 밸런스를 잃으면 여분의 수분이 체내에 쌓여 '물'의 흐름을 저지하여 부종을 초래하는 요인이 된다.

부종은 전신, 혹은 발이나 얼굴(특히 눈 부분)에 나타나기 쉽고 체중도 늘어 심하면 하루에 1~2kg나 늘어버린다.

부종을 해소하려면 체내 수분대사를 조절하는 경혈을 자극하거나 비장, 신장의 기능을 높이는 경혈을 자극하는 것이 효과적이다.

2) 전신 부종에 효과적인 경혈

(1) 수분(水分)

▷위치 배꼽 위로 손가락 한 마디 정도에 위치

▷효과 소장 입구에 있으며 물과 노폐물을 분리하는 장소로, 전신의 수분을 컨트롤 한다.

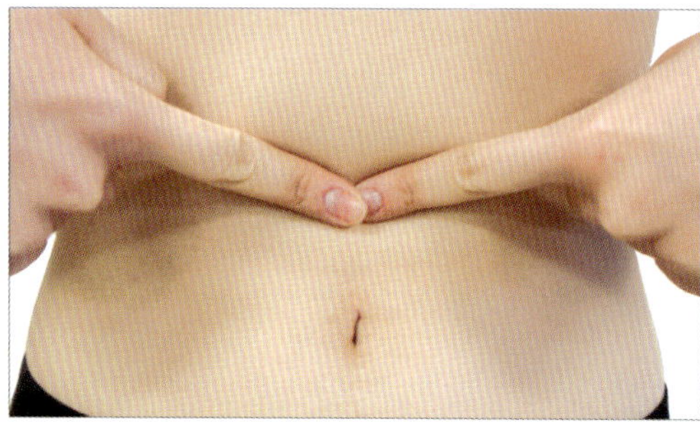

◇양손의 시지를 경혈에 대고 숨을 내쉬면서 천천히 압박한다.

◇경혈을 1회 10초, 반복하여 10회 정도 자극한다.

(2) 족삼리(足三里)

▷위치 다리 바깥쪽, 무릎 아래 움푹 들어간 곳에서 손가락 네 마디 위치

▷효과 여러 증상에 효과가 있으며 내장(주로 소화기계) 전반의 부조나 대사이상을 완화
시키며 면역력을 증진시킨다.

◇모지나 간지를 경혈에 대고 통증을 다소
느낄 강도로 압박하고 주무른다.
◇두 발의 경혈을 1회 6초, 반복하여 10회
정도 자극한다.

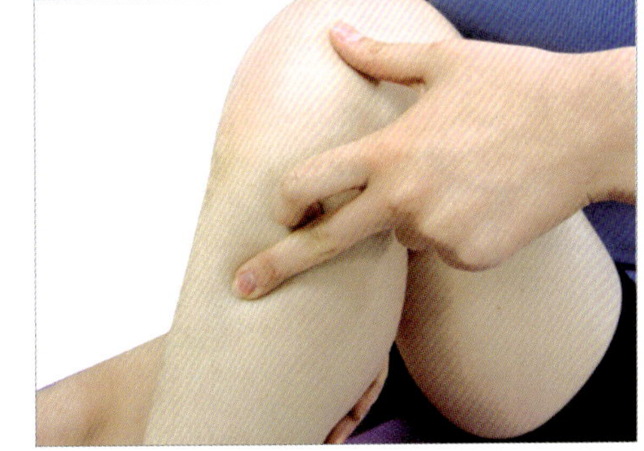

(3) 삼음교(三陰交)

▷위치 안쪽 복사뼈 위에서 손가락 네 마디
올라간 뼈 뒤쪽

▷효과 비장과 간장과 신장 세 경락이 교차
하는 중요한 경혈로, 발 전체의 혈행을 개
선하고 몸의 냉증이나 여분의 수분을 제거
해준다.

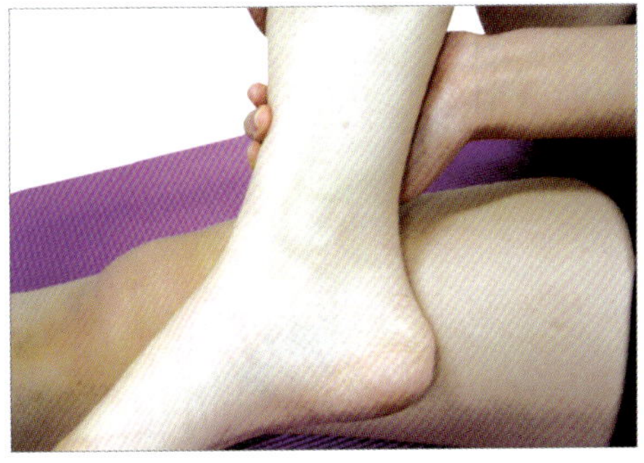

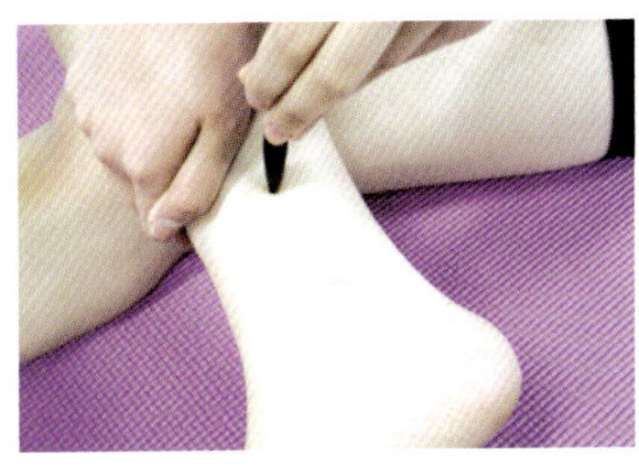

◇양발의 경혈을 1회 6초, 반복하여 10회 정도 자극한다.
◇모지를 경혈에 대고 정강이뼈 를 향해 강하게 압박한다.
◇힘이 근육에 수직으로 가해지도록 한다. 볼펜이나 마사지
봉 등을 사용하면 간단하고 효과적이다.

2 얼굴과 발의 부종

1) 얼굴 부종에 효과적인 경혈

(1) 태양(太陽)

▷위치 좌우 눈 꼬리와 눈썹 끝을 이은 선의 중간에서 뒤로 엄지 한개 위치의 움푹한 부분

▷효과 안면의 자율신경이나 혈류, 수분대사를 조절하고 부종을 치료한다.

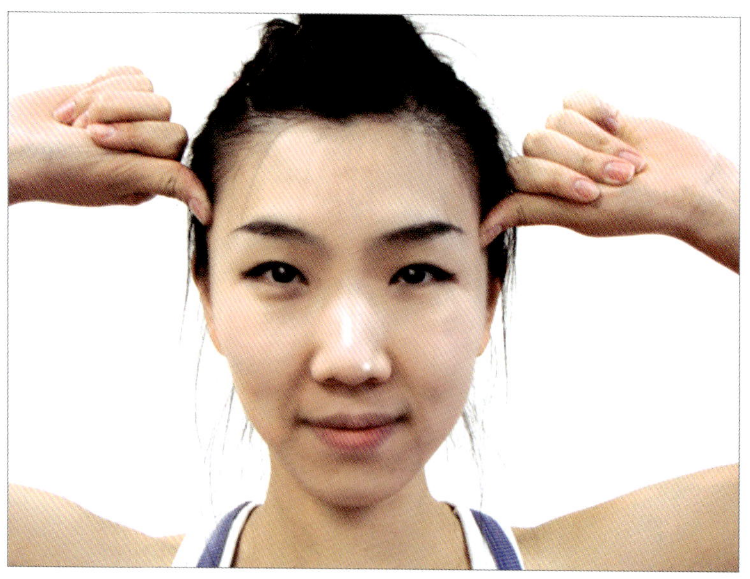

◇양손의 모지나 간지를 경혈에 대고 작은 원을 그리듯이 주무른다. 처음은 가볍게 실시하다 서서히 힘을 준다.

◇경혈을 1회 10초, 반복하여 10회 정도 자극한다.

2) 발 부종에 효과적인 경혈

(1) 태계(太谿)

▷**위치** 안쪽 복사뼈 바로 뒤, 아킬레스건
　사이의 움푹한 부분

▷**효과** 근육의 긴장을 완화하고 혈행을 개
　선하여 자율신경의 밸런스를 조정한다.

◇모지를 경혈에 대고 통증을 약간 느낄 정
　도로 압박하고 주무른다.
◇양발의 경혈을 1회 6초, 반복하여 10회
　정도 자극한다.

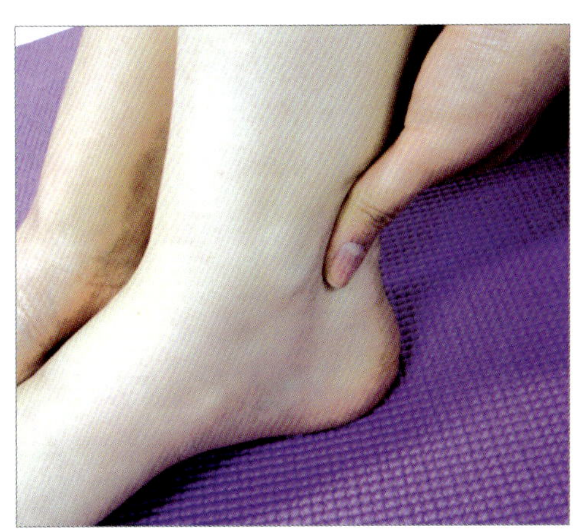

(2) 용천(湧泉)

▷**위치** 장심에서 약간 상중앙, 발가락을 구부리면 움푹한 부분

▷**효과** 마음과 몸의 에너지가 솟아나는 매우 중요한 경혈로, 혈행이나 수분대사를 개선하고
　부종을 해소한다.

◇양손의 모지를 겹쳐 경혈에 대고 강하게
　압박하고 주무른다. 발바닥은 피부가 두
　꺼워 다른 부위보다 더 강하고 오래 자극
　해야 한다.
◇양발의 경혈을 1회 20초, 반복하여 10회
　정도 자극한다.

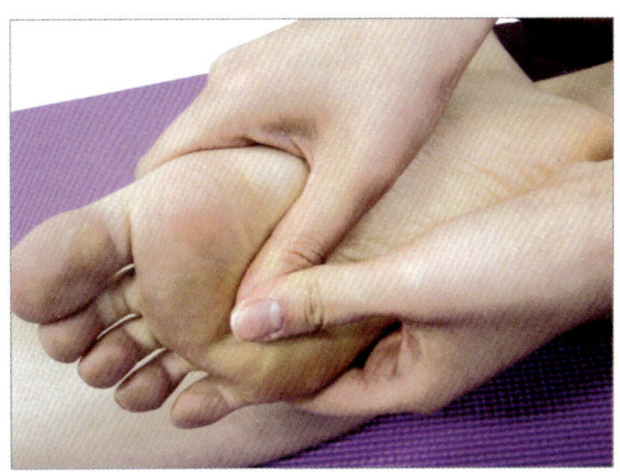

(3) 족심(足心)

▷**위치** 장심의 거의 중앙

▷**효과** 신장의 기능을 좋게 하고 체내의 수분 밸런스를 조절한다.

◇양손의 모지를 겹쳐 경혈에 대고 남은 손가락으로 발등을 지지한 다음 힘
　을 주어 강하게 압박한다.

◇양발의 경혈을 1회 20초, 반복하여 10회 정도 자극한다.

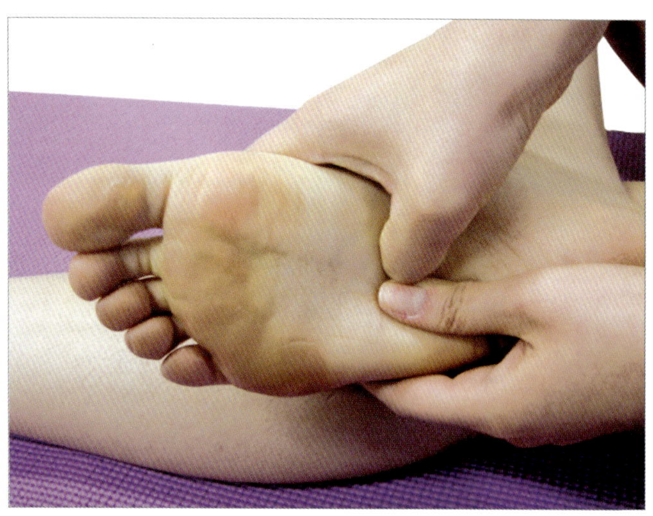

3 전신의 나른함

1) 부족한 '기'를 보강하여 전신의 나른함을 해소한다

중의학의 기혈수론에서는 몸의 나른함은 체내의 '기'가 부족함에 따른 원기부족, 즉 에너지가 올바르게 체내를 순환하지 않아 유발된다고 본다.

나른함을 해소하기 위해서는 '기'를 보강하여 전신의 밸런스를 조절하는 것이 중요하다. 육체피로나 스트레스 때문에 '기'가 부족할 수 있다. 이런 경우 나른함 뿐 아니라 부종이나 결림과 같은 증상을 초래한다. 또 혈액순환이 나쁘면 근육에 피로물질인 유산이 쌓이기 쉬워 피로를 자주 느끼기 때문에, 경혈 마사지와 함께 입욕이나 수면 등 충분한 휴식을 취하도록 한다.

2) 나른함에 효과적인 경혈

(1) 백회(百會)

▷위치 두정부의 거의 중앙, 양 귀의 상단을 이은 선과 미간 중앙의 연장선이 교차하는 점

▷효과 체내의 기의 흐름이 합류하는 장소, 이 경혈을 자극하면 전신의 권태감을 해소할 수 있다.

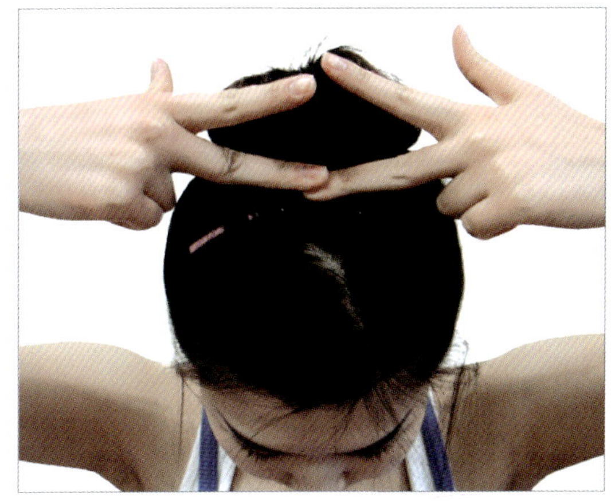

◇양손의 간지를 겹쳐 경혈에 대고 똑바로 아래로 시원하다 느낄 정도로 압박한다.
◇경혈을 1회 6~10초, 반복하여 10회 정도 자극한다.

(2) 노궁(勞宮)

▷위치 주먹을 쥘 때 중지와 약지 끝이 손바닥에 닿는 부근, 손바닥 중앙

▷효과 스트레스를 완화시키고 상반신의 혈행을 좋게 하며, 기의 순환을 좋게 한다.

◇숨을 내쉬면서 반대 손 모지로 경혈을 천천히 꾹꾹 압박한다.

◇양손의 경혈을 1회 10초, 반복하여 10회 정도 자극한다.

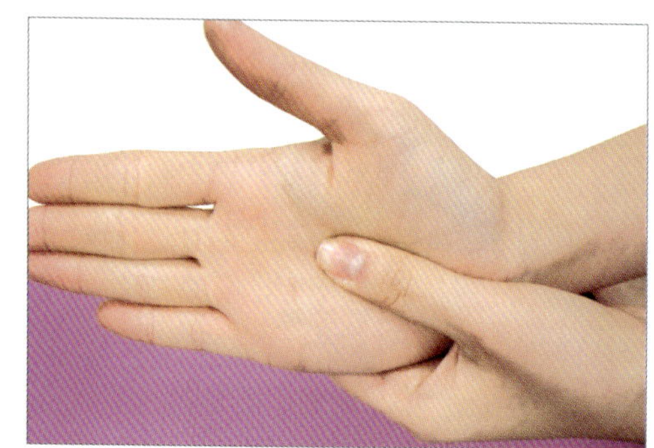

(3) 용천(湧泉)

▷위치 장심의 약간 상중앙, 발가락을 구부리면 움푹한 부분

▷효과 이름 그대로 마음과 몸의 에너지가 샘처럼 솟아나오는 경혈로, 전신의 기를 보강하고 컨디션을 조절한다. 내장의 부조에서 오는 나른함에 효과가 크다.

◇양손의 모지를 겹쳐 경혈에 대고 힘을 주어 압박한다.

◇양발의 경혈을 1회 20초, 반복하여 10회 정도 자극한다.

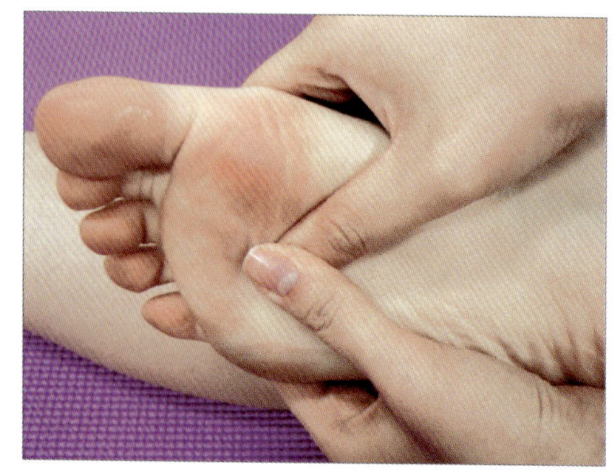

4 발, 손, 팔의 나른함

1) 발의 나른함에 효과적인 경혈

(1) 족심(足心)

▷위치 장심의 거의 중앙

▷효과 신장에 기능하여 체내의 기의
흐름을 개선한다.

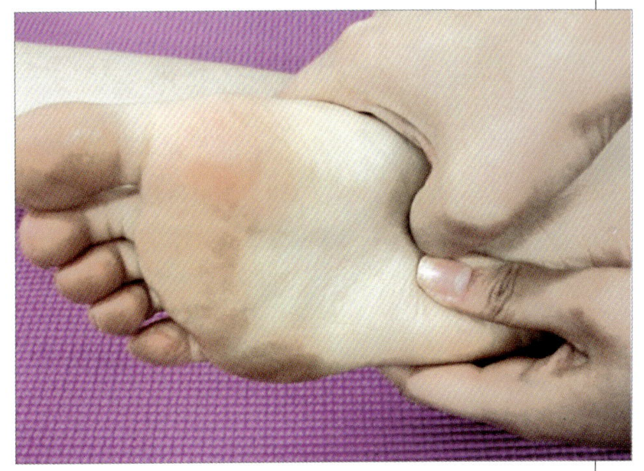

◇양손의 모지를 겹쳐 경혈에 대고 발
등 쪽을 다른 손으로 지지하면서 압
박한다. 서서히 힘을 주면서 천천히
주무른다.

◇양발의 경혈을 1회 20초, 반복하여
10회 정도 자극한다.

(2) 승산(承山)

▷위치 아킬레스건과 장딴지 근육의 경계, 손가락으로 누르면
아픈 부분

▷효과 경혈을 주물러 풀어줌으로써 혈행이 개선되며 발의 여
러 증상에 효과가 있다.

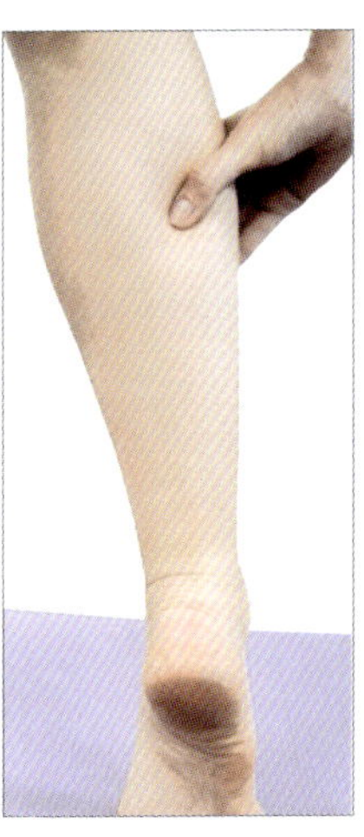

◇모지를 경혈에 대고 심지 있는 정도의 힘으로 가볍게 주물러
풀어준다.

◇양발의 경혈을 1회 10초, 반복하여 10회 정도 자극한다.

2) 손과 팔의 나른함에 효과적인 경혈

(1) 극문(隙門)

▷**위치** 손바닥을 위로 하고 손목과 팔꿈치 중간

▷**효과** 극문은 '사기(邪氣)가 출입하는 곳'을 의미하며, 자율신경의 흥분을 안정시키는 효과가 있으므로, 스트레스에 의한 권태로움에 효과가 있다.

◇팔을 붙잡고 모지를 경혈에 대고 강하게 압박하여 주무른다.
◇양손의 경혈을 1회 10초, 반복하여 10회 정도 자극한다.

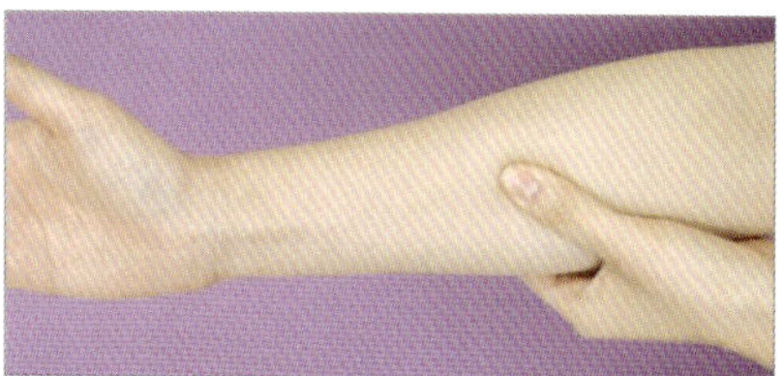

(2) 수삼리(手三里)

▷**위치** 팔꿈치를 굽혔을 때 생기는 주름이 끝나는 곳에서 손목 쪽으로 손가락 세 마디 부분

▷**효과** 혈행을 개선하고 팔의 피로나 뻐근함, 결림을 완화한다.

◇다른 한 손의 모지를 경혈에 대고 살짝 시원하게 아픈 정도로 천천히 압박하여 주무른다.
◇양손의 경혈을 1회 10초, 반복하여 10회 정도 자극한다.
◇강한 자극이 필요할 때 볼펜 뒤쪽과 같이 뾰족한 것을 사용하면 간단하게 힘이 들어간다.

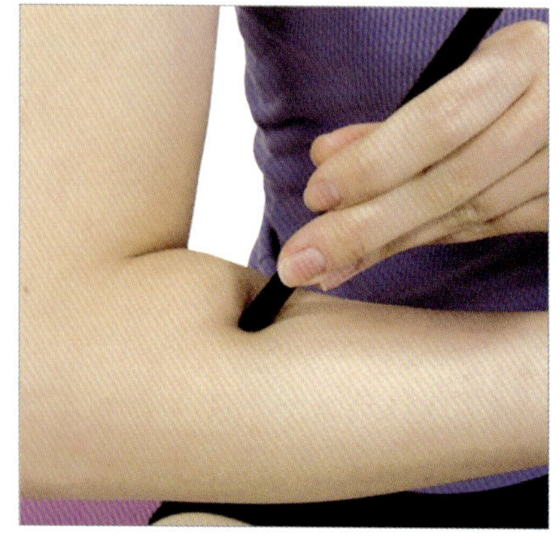

5 식욕부진

1) 위장 기능을 활성화하여 식욕을 되찾자

중의학의 장부변증론에서 식욕부진은 '비장', 즉 위와 장의 밸런스가 깨졌을 때 일어난다고 본다. 경혈을 자극함으로써 스트레스나 불규칙한 생활, 운동부족 등에 따라 깨진 밸런스를 회복하고 위장 기능을 활성화하면 식욕도 회복할 수 있다.

통증이나 불쾌한 증상이 없기 때문에 가볍게 생각하기 쉬우나, 이 상태가 지속되면 체력이 소모되어 쉽게 피로해지고 점차 컨디션이 망가지므로 빠른 대처가 필요하다. '비장'에 기능하는 경혈과 함께 전신의 '기'를 높이는 용천을 자극하는 것도 효과적이다.

2) 식욕부진에 효과적인 경혈

(1) 내관(內關)

▷**위치** 손바닥을 위로 하여 손목 중앙에서 팔꿈치 쪽으로 손가락 세 마디 부분

▷**효과** 내관의 '내(內)'는 내장을 의미하며 내장, 특히 소화기계 증상을 원만히 하는데 유효한 경혈이다. 정신적인 스트레스에 따른 식욕부진에도 효과가 있다.

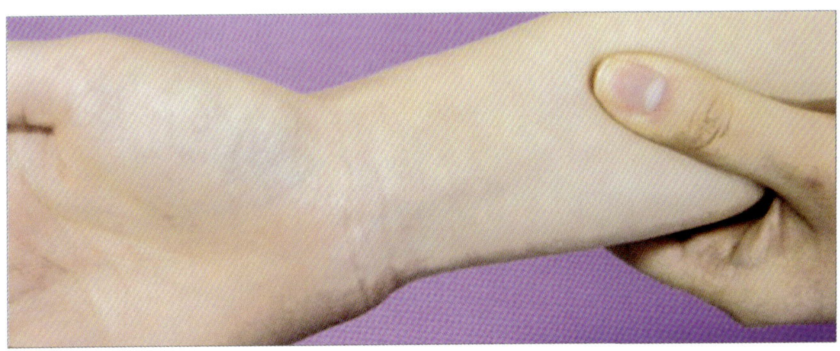

◇다른 한 쪽 손의 모지를 경혈에 대고 약간 강하게 압박한다.
◇양손의 경혈을 1회 8~10초, 반복하여 10회 정도 자극한다.

위, 십이지장 반사구

식욕부진에 효과적인 발바닥의 반사구
발바닥에는 몸의 각부에 대응하는 반사구가 있다. 위장의 기능을 활발히 하는 부위를 마사지함으로써 컨디션을 조절하고 식욕을 회복해보자.

▶먼저 발바닥 전체를 주물러 풀어준다.
▶이어서 오른발의 십이지장 반사구를 주물러 풀어준다.
▶이어서 왼발의 십이지장 반사구 위 반사구 순서로 주물러 풀어준다.
▶마지막으로 발바닥 전체를 주물러 풀어준다.

6 스트레스

1) 증상이 나타나기 전에 스트레스를 해소하자

중의학에서는 스트레스를 포함한 여러 가지 신경증은 '기'의 흐름이 정체된 것으로 보고 그러한 상태를 '기체증'이라고 한다. 또 몸과 마음은 표리일체, 상호 관련하여 끊을 수 없는 '심신일여'의 사상에 따라, 기체증은 정신적인 문제일 뿐 아니라 신체적으로 결림이나 통증, 식욕부진, 불면, 하리, 위염 등, 여러 가지 증상이 되어 나타난다고 본다.

현대사회에서는 스트레스와 무관하게 생활할 수는 없다. 스트레스를 쌓아두지 말고 증상이 몸에 나타나기 전에 기분을 전환시켜 해소하도록 하자.

2) 스트레스에 효과적인 경혈

(1) 백회(百會)

▷위치 두정부 거의 중앙, 양쪽 귀의 상단을 이은 선과 미간 중앙의 연장선이 교차하는 지점

▷효과 기의 흐름을 담당하는 중요한 경혈로, 전신의 에너지 흐름과 자율신경을 조절하여 스트레스를 제거한다.

◇양손의 간지를 겹쳐 경혈에 대고 기분 좋을 정도로 똑바로 아래로 압박한다.

◇경혈을 1회 6~10초, 반복하여 10회 정도 자극한다.

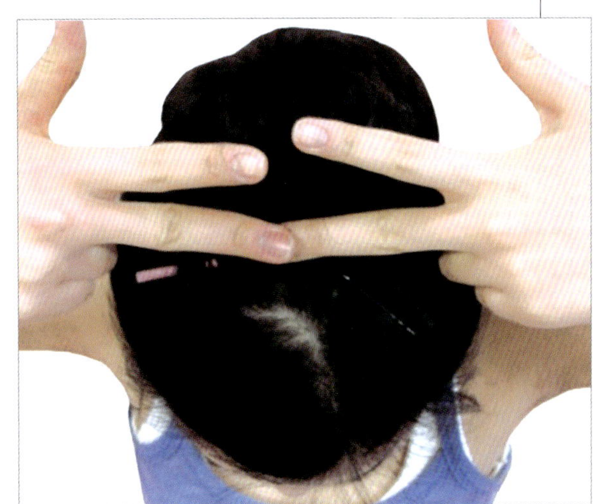

(2) 태충(太衝)

▷위치 발의 엄지와 제2지 사이, 발등 약간 높이 올라온 부분

▷효과 정서가 불안정할 때나 기분이 침체되어 있을 때 태충 경혈을 자극하면 기의 흐름을 활발히 하여 기분을 맑게 해준다.

◇모지를 경혈에 대고 강하게 압박한다. 좁은 장소이므로 헤어핀이나 펜 끝으로 눌러도 좋다.

◇양쪽 발의 경혈을 1회 3~5초, 반복하여 10회 정도 자극한다.

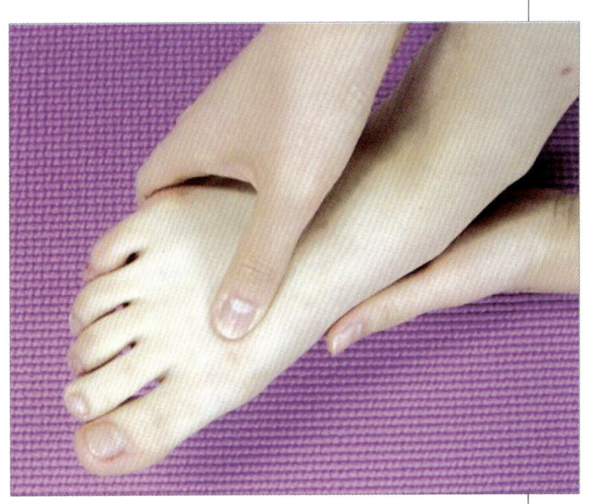

(3) 내관(內關)

▷**위치** 손바닥을 위로 하여 손목 중앙에서 팔꿈치 쪽으로 손가락 세 마디 부분

▷**효과** 내관은 내장기능과 깊이 관계하고 있는 경혈로, 정신적인 스트레스에 의한 심신의 불안정 상태를 가다듬어준다.

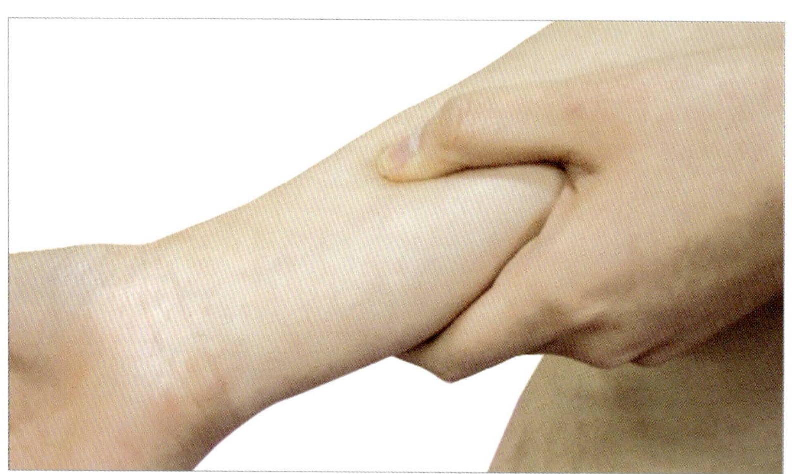

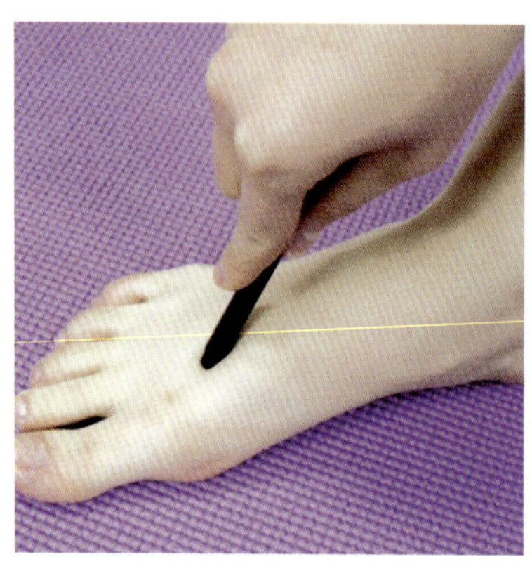

◇다른 한 손 모지를 경혈에 대고 약간 강하게 압박한다.

◇양손의 경혈을 1회 8~10초, 반복하여 10회 정도 자극한다.

◇이쑤시개를 10~15개 정도 고무밴드로 묶어 뾰족한 부분으로 자극한다. 기분이 안정되지 않을 때 조금 강하게 자극을 하면 효과적이다.

7 불면증

1) 마음과 몸의 긴장을 풀어 깊은 잠을 자자!

불면증은 극도의 피로나 스트레스로 인해 자율신경이 실조하고 교감신경이 긴장한 상태가 지속될 때 일어나는 증상이다.

중의학의 오장론에서는 '심장'과 '간'의 두 장기가 관계하고 있다. '심장'은 모든 혈액을 모아 혈류를 조절하고 정신을 안정시키는 기능을 하며, '간'은 정서나 정신상태와 관계가 있다. 이들 장기가 스트레스로 밸런스가 깨지면 초조하기 쉽고 불안을 느끼거나 잠자리가 나빠진다. 한방마사지로 스트레스를 완화시켜 신경의 긴장을 느슨히 하고, 심신을 릴랙스 시켜보자. 입욕 등으로 몸 전체를 데우는 것도 효과적이다.

2) 불면증에 효과적인 경혈

(1) 안면(安眠)

▷위치 귀 뒤에 도드라져 있는 부분에서 아래로 손가락 한 마디 아래

▷효과 마음을 릴랙스시켜 숙면을 촉진한다. 불면이나 과로 등에 효과가 있다.

◇양손의 모지를 좌우 경혈에 대고 함께 압박하여 주무른다.

◇경혈을 1회 6초, 반복하여 5회 정도 자극한다.

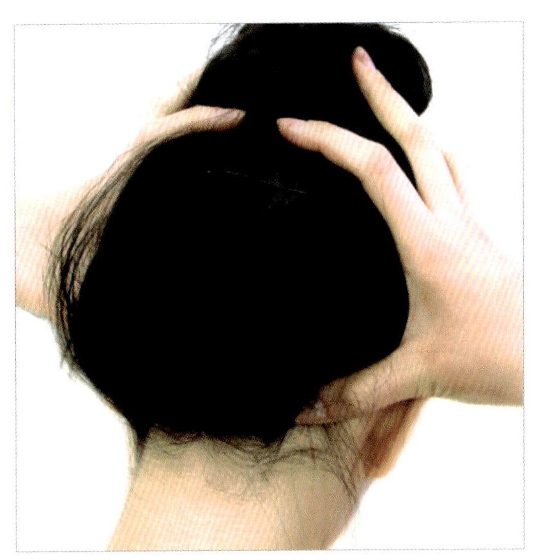

(2) 실면(失眠)

▷위치 발바닥, 발꿈치 중앙

▷효과 기를 진정하는 효과가 있고 정신적인 스트레스에 의한 불면에 효과적이다.

◇양손의 모지를 겹쳐 경혈에 대고 강하게 압박하여 주무른다.
◇양쪽 발의 경혈을 1회 20초, 반복하여 10회 정도 자극한다.

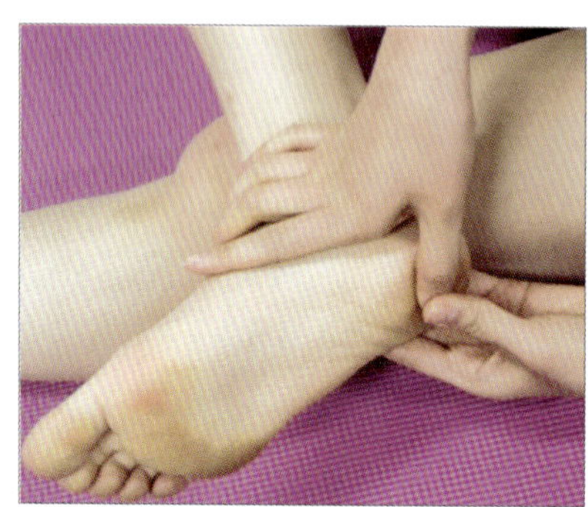

(3) 신문(神門)

▷위치 손목 소지 쪽의 작고 둥근 뼈 바로 아래에 있는 움푹한 부분

▷효과 대뇌의 흥분을 억제하여 정신을 안정시키고 스트레스나 초조함을 해소하는 효과가 있다.

◇다른 한 손의 모지를 경혈에 대고 압박하여 주무른다. 좁은 장소이므로 볼펜이나 마사지봉 등을 사용하여 자극하면 좋다.
◇양손의 경혈을 1회 6초, 반복하여 10회 정도 자극한다.
◇발뒤꿈치에 골프공을 밟고 움직이는 것만으로도 충분히 자극이 된다.

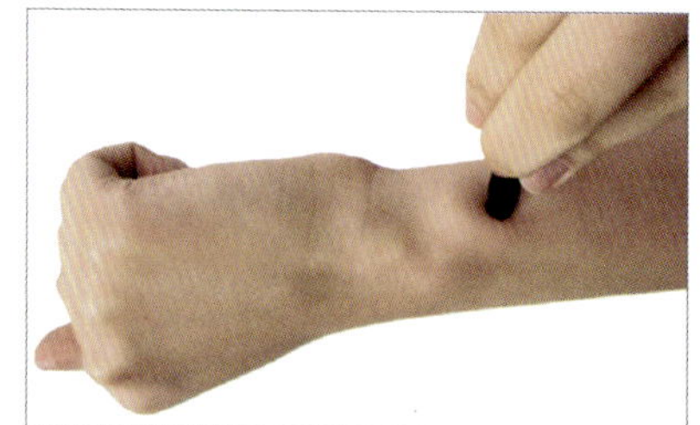

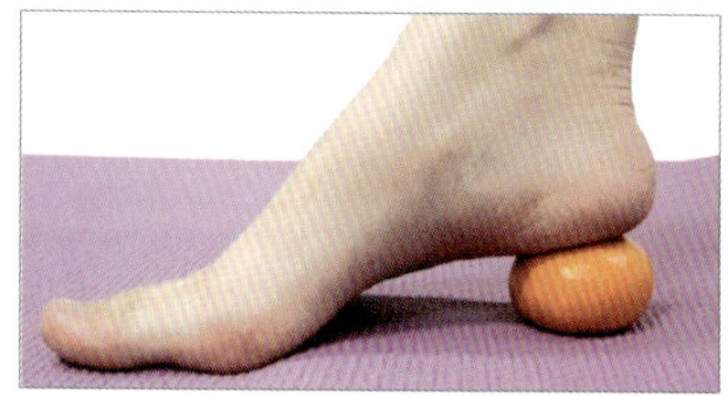

2. 결림과 통증

1 어깨 결림

1) 가벼운 운동으로 근육 피로나 신경을 해소하자!

중의학에서는 결림은 전신을 순환하는 기, 혈, 수의 정체에 따른 것으로 본다. 결림의 원인은 여러 가지이지만, 대부분은 근육의 긴장과 피로 때문에 나타난다. 오랫동안 같은 자세를 유지하거나 자세가 나쁘면 교감신경이 긴장하여 혈행이 나빠지고 수근에서 어깨 주변이 팽창되어 근육이 뻣뻣해진다. 또 불규칙한 생활에 따른 내장의 피로나 정신적인 스트레스에 따른 결림도 늘어난다.

아침 저녁으로 가벼운 스트레칭을 하거나 직장에서도 1시간에 1번 정도는 가볍게 어깨를 움직이는 등, 근육을 풀어준다.

2) 어깨 결림에 효과적인 경혈

(1) 견정(肩井)

▷위치 목 뒤 어깨 끝 가운데 부분

▷효과 진액(림프액)의 순환을 개선하고 어깨나 목 결림 통증에 특히 효과가 크다.

◇반대쪽 손 간지, 혹은 시지를 경혈에 대고 좌우로 주물러 풀어준다. 다른 한 손으로 손목을 잡고 아래로 잡아당기면 힘이 잘 들어간다.

◇좌우 양방의 경혈을 1회 10초, 반복하여 10회 정도 자극한다.

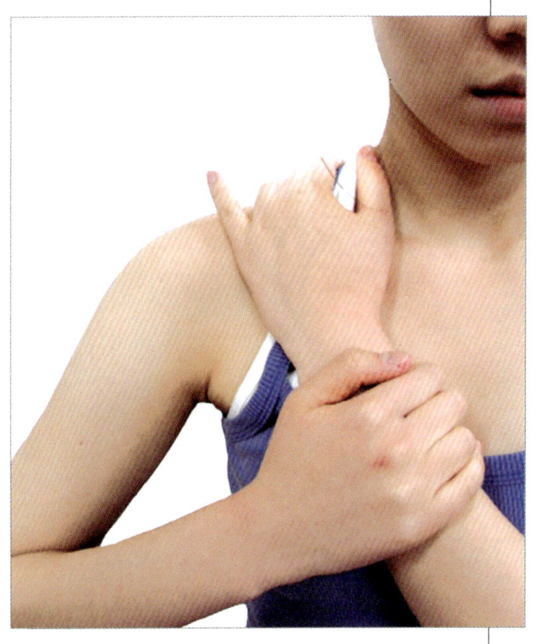

(2) 곡지(曲池)

▷위치 팔꿈치를 굽힐 때 움푹해지는 부분

▷효과 자율신경 조정하고 머리, 목, 견부 기혈의 흐름을 조절하며, 어깨결림이나 눈의 피로를 풀어준다.

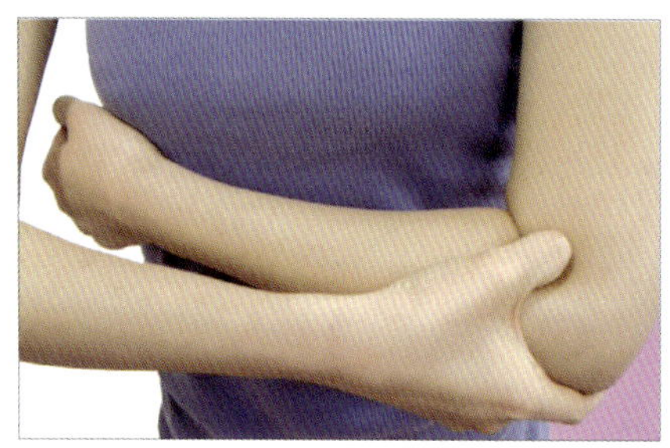

◇다른 한 손으로 팔꿈치를 붙잡듯이 하여 모지를 경혈에 대고 천천히 압박하여 주무른다. 경혈을 1회 6초, 반복하여 10회 정도 자극한다.

어깨 반사구

▷위치 양 발바닥의 시지에서 소지에 걸친 부분

▷효과 어깨의 혈행을 개선하고 결림이나 통증을 완화시킨다.

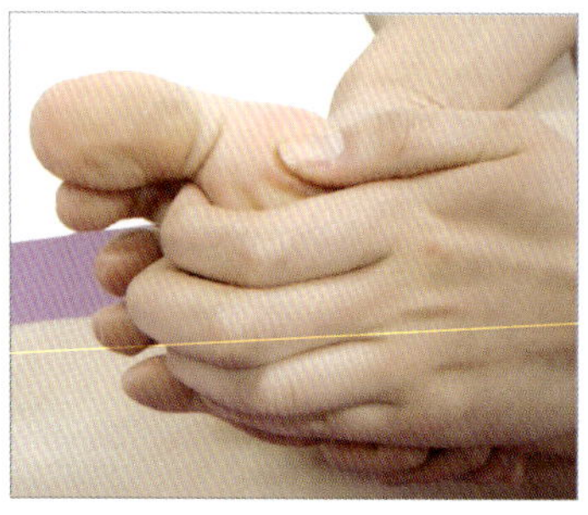

◇시지에서 소지까지 4개 손가락을 모아 경혈에 대고 약간 강하게 압박하여 주무른다.

◇눌러보고 통증을 강하게 느끼는 부분을 집중적으로 주무르면 효과적이다.

◇1회에 좌우 교대로 1~2분씩 주무른다(자기 전, 목욕 후).

고무밴드 체조로 어깨결림 증상을 말끔하게 없애자

어깨 결림을 해소하기 위해서 고무밴드체조를 해보자. 고무밴드의 신축력을 이용하여 스트레칭 효과를 얻을 수 있다. 긴장해서 딱딱해진 근육의 유연성을 높이며 근육 피로와 혈행부족, 스트레스 해소에 효과적이다. 차분한 상태에서 동작을 천천히 행하고 천천히 호흡하는 것이 기본이다.

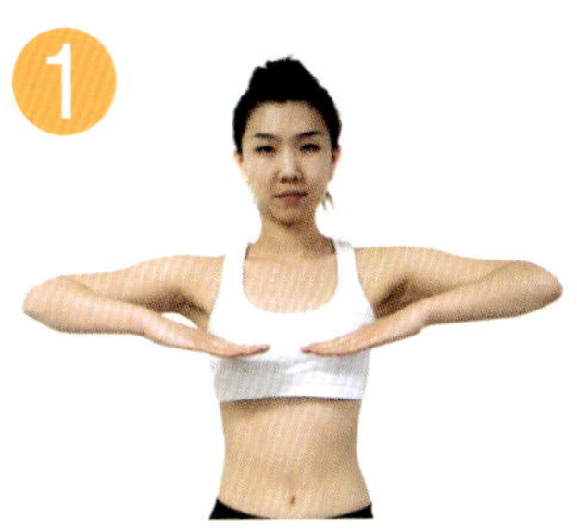

엄지손가락을 고무밴드에 통과시켜 가슴을 펴주고, 양쪽 팔꿈치를 수평으로 하여 이 상태로 고무밴드를 옆으로 2회 끌어당긴다.

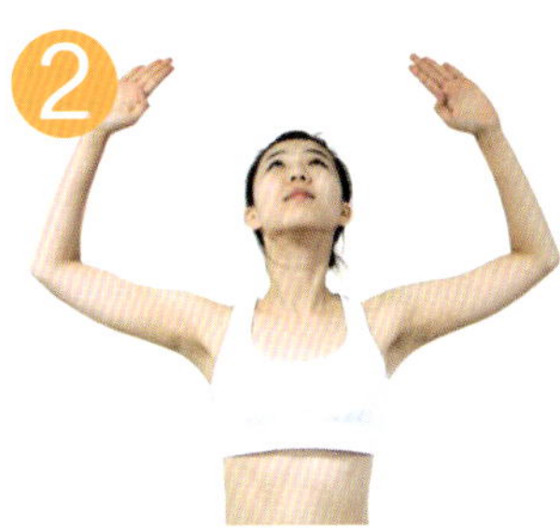

목을 뒤로 젖히고 양손을 올리고 내리는 동작을 2회. 손을 올릴 때는 시선도 위로.

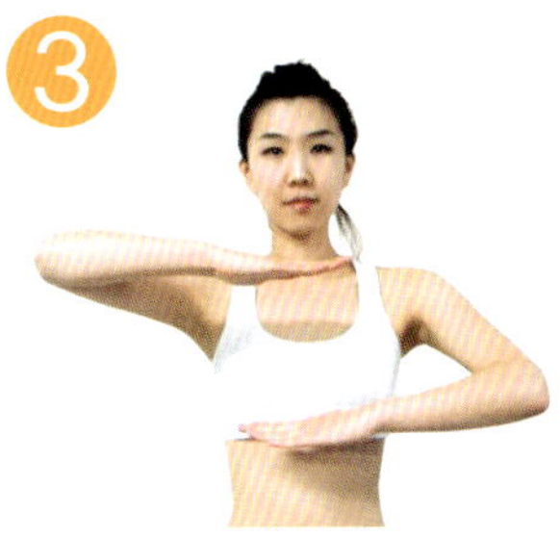

⑤의 자세에 되돌아 온 후 오른손을 위로하여 양손을 상하로 당겨 팔꿈치를 수평으로 유지한 상태로 바깥쪽으로 2회 끌어 당긴다.

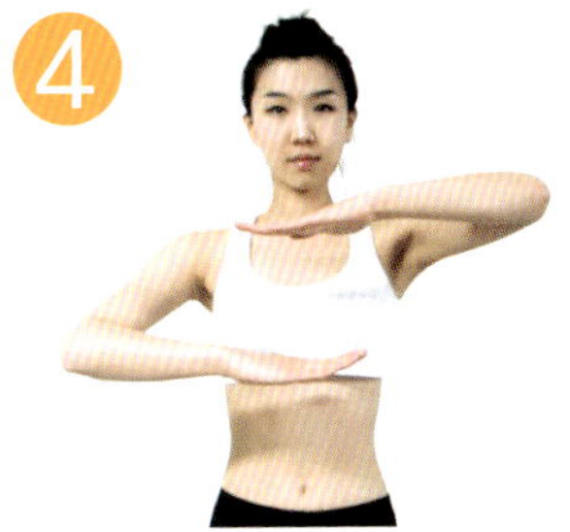

③과 같은 동작으로 상하 손을 반대로 바꾸어 다시 한번 행한다.

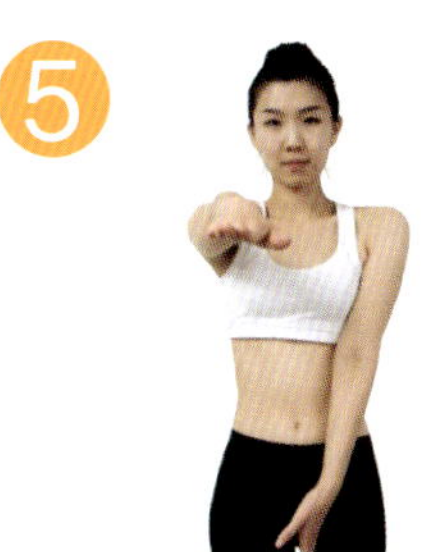

③의 자세로 되돌아가 원을 그리듯이 양손을 상하로 돌리고 양손이 서로 다르게 되도록 2회 끌어당긴다.

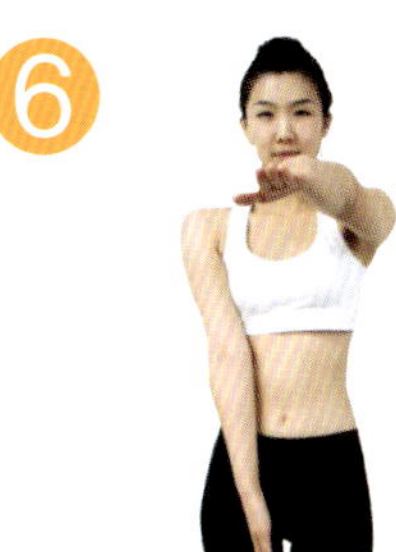

⑤와 같은 방법으로 상하로, 손을 반대로 하며 다시 한 번 행한다.

○ 어깨결림 체조

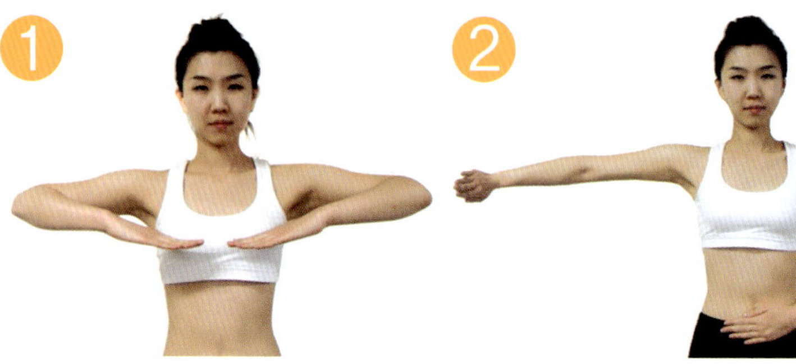

엄지를 고무밴드에 통하게 하여 가슴을 펴고, 팔꿈치를 수평으로 만든 상태로 고무밴드를 옆으로 2회 끌어당긴다.

복부에 왼손을 대고 오른손을 옆으로 펴준다.

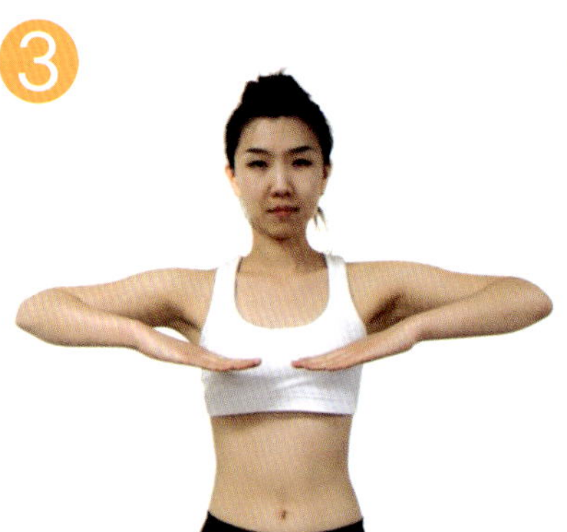

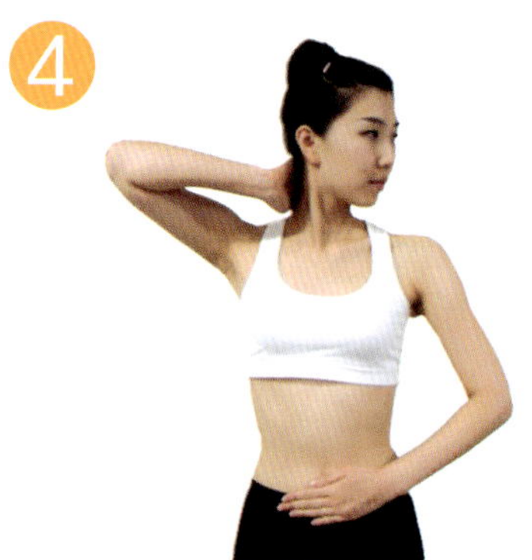

가슴을 펴고 ①의 자세로 되돌아 양쪽 팔꿈치를 수평으로 2회 끌어당긴다.

왼손은 복부에 대고 오른손은 목 뒤를 잡는다. 얼굴은 왼쪽으로 향한다.

○ 어깨

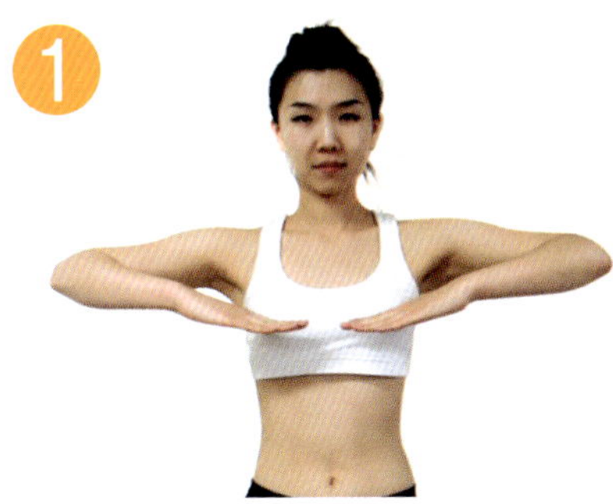

엄지를 고무밴드에 통하게 하여 가슴을 펴고 팔꿈치를 수평으로 만든 상태로 고무밴드를 옆으로 2회 끌어당긴다.

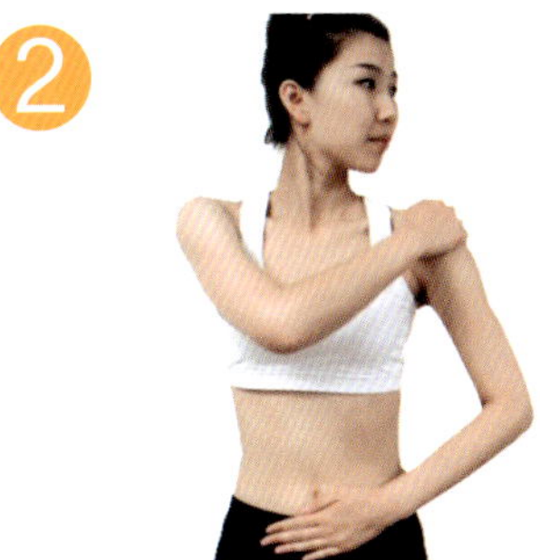

왼손은 복부에 대고, 오른손을 왼쪽 어깨에 둔다. 시선은 어깨 왼편을 향한다.

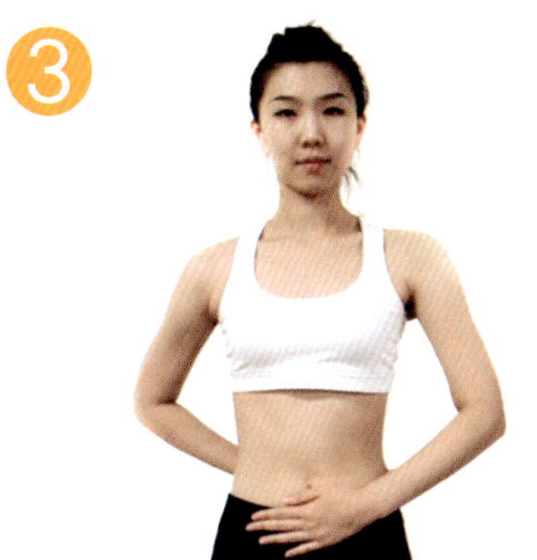

오른손은 등에 댄 상태로, 복근을 똑바로 하여 왼손을 복근 중앙을 잡는다.

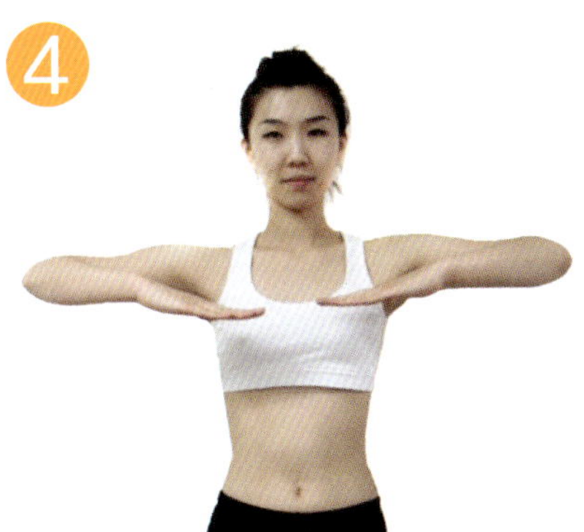

①의 자세로 되돌아와, 고무밴드를 옆으로 2회, 수평으로 끌어당긴다.

2 목·손·팔의 결림

1) 목 결림에 효과적인 경혈

(1) 낙침(落枕)

▷위치 손등의 시지와 간지 사이

▷효과 목 결림에 효과 있는 경혈로, 숙면에도 효과가 크다.

◇시지를 경혈에 대고 시원하게 아플 정도로 천천히 압박한다.

◇경혈을 1회 6초, 반복하여 10회 정도 자극한다.

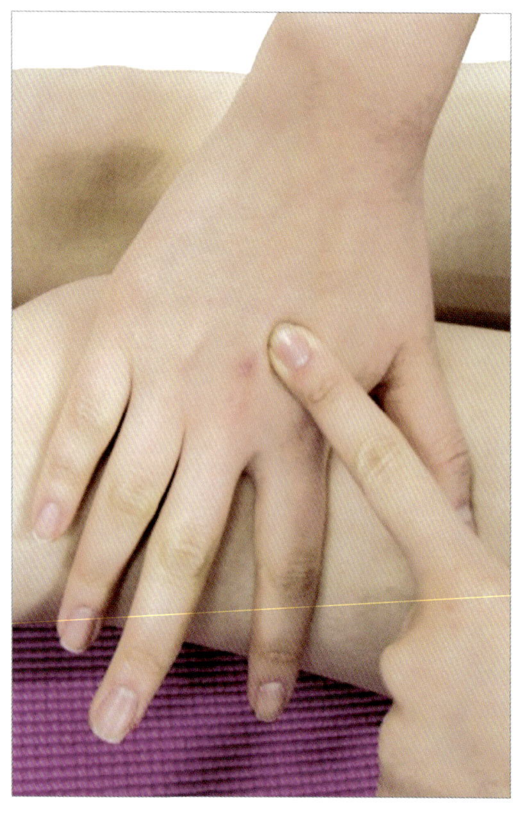

(2) 풍지(風池)

▷위치 목 뒤, 모발이 나기 시작하는 부근의 2개의 굵은 승모근 외측에서 약간 떨어진 움푹
한 부분

▷효과 머리와 목의 혈행을 촉진시키기 때문에 목의 결림에 효과가 있다.

◇머리를 뒤에서 양손으로 감
싸듯이 하여 모지를 경혈에
대고 천천히 압박한다.
◇경혈을 1회 6초, 반복하여 10
회 정도 자극한다.

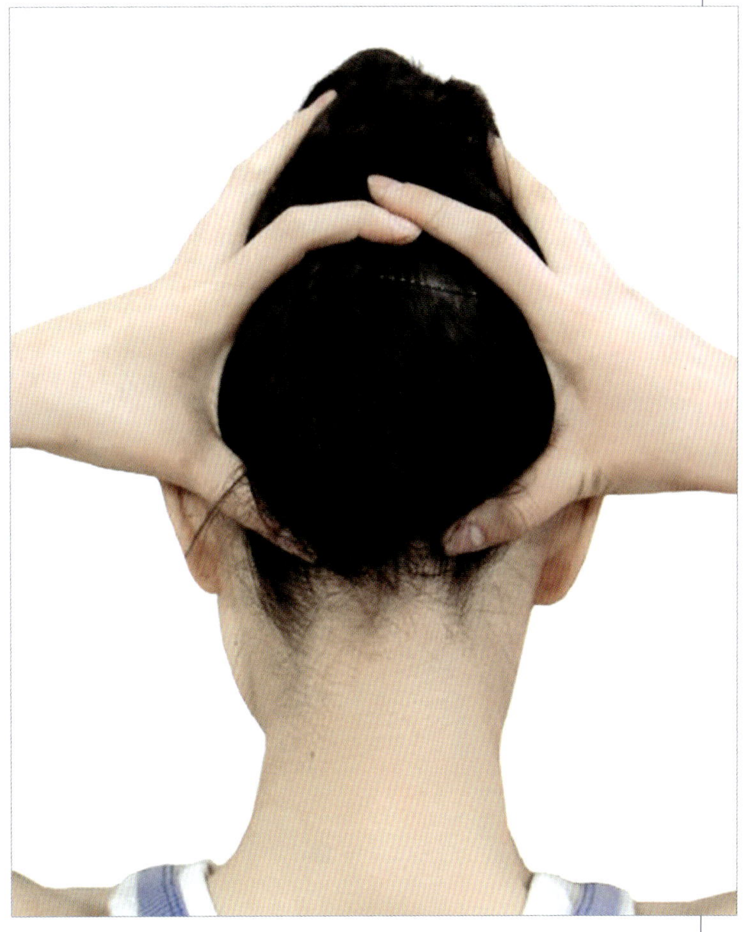

2) 손·팔의 결림에 효과적인 경혈

(1) 수삼리(手三里)

▷위치 팔꿈치를 굽혔을 때 생기는 주름이 끝나는 곳에서 손목 쪽으로 손가락 세 마디 부분

▷효과 손이나 팔의 여러 증상에 효과적이며 신경통을 완화시키며 손과 팔의 결림에도 효과가 있다.

◇다른 한손으로 팔을 감싸고 모지를 경혈에 대고 시원하게 아플 정도로 천천히 압박하여 주무른다.
◇경혈을 1회 6초, 반복하여 10회 정도 자극한다.

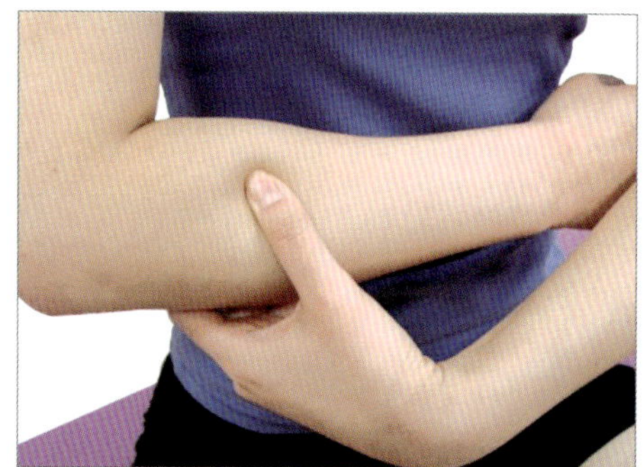

(2) 극문(隙門)

▷위치 손바닥을 위로 하고 손목과 팔꿈치 중간

▷효과 극문은 '사기(邪氣)가 출입하는 곳' 을 의미하며, 자율신경의 흥분을 가라앉히고 기, 혈, 수의 흐름을 좋게 하므로 스트레스에 의한 결림에 효과적이다.

◇팔을 붙잡고 모지를 경혈에 대고 강하게 압박하여 주무른다. 경혈을 1회 6초, 반복하여 10회 정도 자극한다.

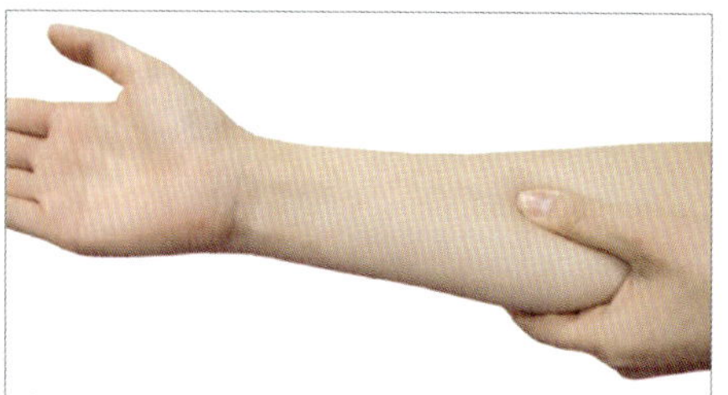

3 두통

1) 기, 혈, 수의 정체가 두통으로 나타난다

중의학에서는 두부에 전신의 '기(에너지)'나 혈액, 신경 등이 모두 집중되어 있기 때문에, 기, 혈, 수 중 어느 하나의 흐름이 막혀도 두통이 되어 나타난다고 본다.

그렇기 때문에 두통의 원인은 과로나 자율신경의 혼란이나 수면부족, 감기, 고ㆍ저혈압, 생리통, 갱년기 장애를 비롯하여, 눈, 귀, 코, 치아질환에 이르기까지 실로 다양하다. 최근에는 특히 근육피로나 눈의 피로, 스트레스에서 오는 혈행장애에 따른 두통이 늘어나고 있다. 이 경우 두통과 함께 어깨가 결리는 경우도 많기 때문에, 한방마사지로 '혈'의 흐름을 개선하여 혈행을 좋게 하자.

2) 두통에 효과적인 경혈

(1) 족림읍(足臨泣)

▷위치 발의 소지와 약지가 갈라지는 부분.

▷효과 기의 흐름을 촉진하고 두통 전반, 특히 스트레스에서 오는 편두통에 효과가 있다.

◇양손 모지를 겹쳐 경혈에 대고 서서히 체중을 실으면서 압박한다.

◇경혈을 1회 6초, 반복하여 10회 정도 자극한다.

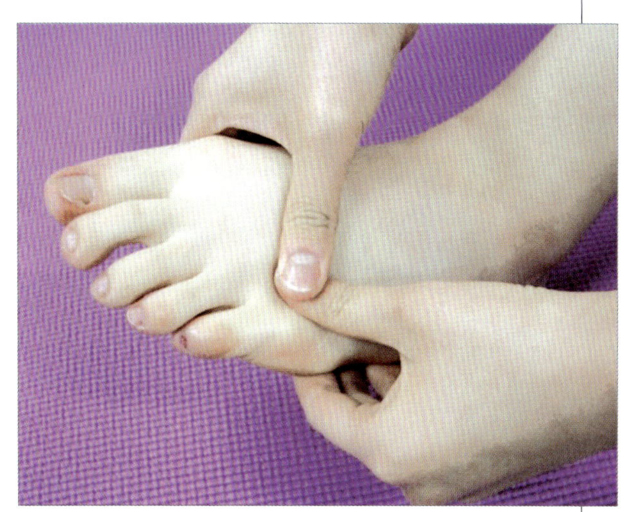

(2) 합곡(合谷)

▷**위치** 모지와 시지가 나누어지는 움푹한 부분

▷**효과** 모든 통증을 완화시키는 효과가 있으며, 두통 뿐 아니라 치통이나 목구멍 통증, 복통, 생리통에도 효과적이다.

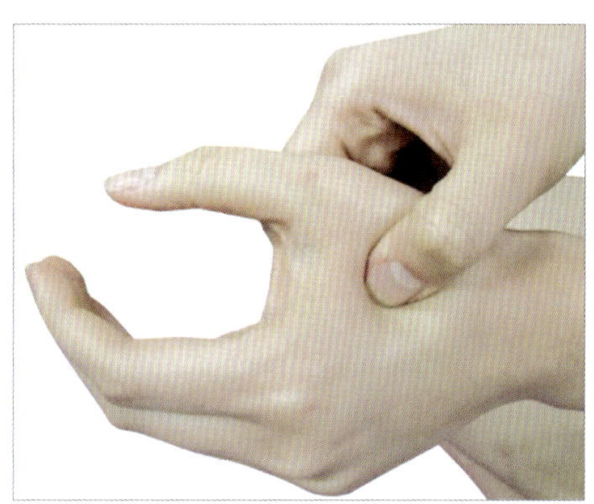

◇모지와 시지로 손을 끼우고 모지를 경혈에 대고 손끝이 손등에 박힐 정도의 힘으로 강하게 압박한다.

◇경혈을 1회 6초, 반복하여 10회 정도 자극한다.

(3) 풍지(風池)

▷**위치** 목 뒤, 모발이 나기 시작하는 부근에서 2개의 굵은 승모근 외측에서 약간 떨어진 움푹한 부분

▷**효과** 머리의 혈행을 개선하여 두통을 완화시킨다.

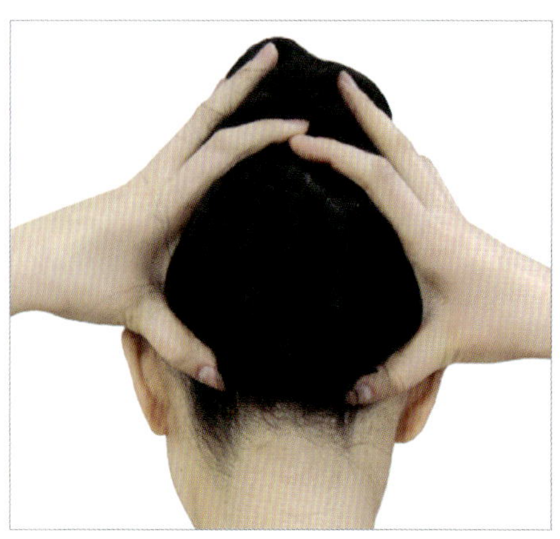

◇양손의 모지를 경혈에 대고 양쪽을 함께 작은 원을 그리듯 천천히 압박하여 주무른다.

◇경혈을 1회 10초, 반복하여 10회 정도 자극한다.

(4) 백회(百會)

▷**위치** 두정부 거의 중앙, 양 귀 상단을 이은
　선과 미간 중앙의 연장선이 교차하는 점
▷**효과** 체내의 기(에너지)가 모여드는 백회
　를 자극하여 기를 보충하면서 기의 흐름을
　정비함으로써 두통 전반에 효과가 있다.

◇양손의 간지를 경혈에 대고 똑바로 아래를
　향해 강하게 압박한다. 두피가 잘 움직이
　는 부분을 누르면 특히 효과적이다.
◇경혈을 1회 20초, 반복하여 10회 정도 자
　극한다.

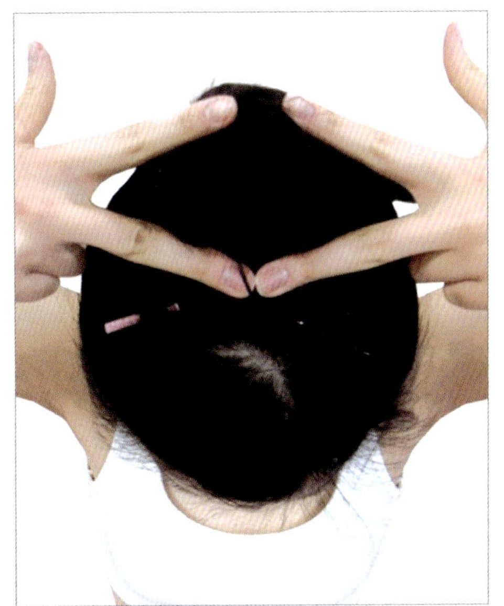

뇌 반사구

▷**위치** 양쪽 발의 엄지 배면 전체
▷**효과** 뇌에 자극이 전해져 뇌의 혈행이 좋아지고 통증을 완화시킨다. 스트레스에서
　오는 두통이나 만성 두통에 효과가 있다.

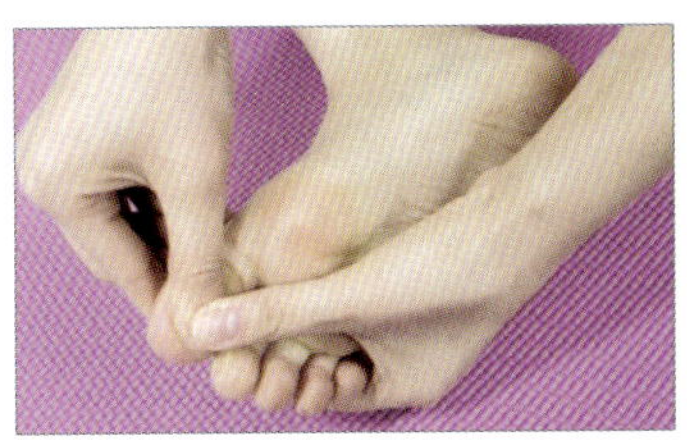

◇발의 엄지 배면에 양손 모지를 겹쳐 대고 압박
　하여 주무른다. 조금 아플 정도의 힘으로 실시
　한다.
◇좌우 각각 1~2분 정도 압박하여 주무른다.

4 요통

1) 운동으로 허리와 등을 따뜻하게 한다.

요통은 허리에 부담을 주는 자세를 지속하여 허리에 피로물질이 쌓이고 혈행이 나빠져 생기는 증상이다.

우리의 몸은 체내의 기, 혈을 전신으로 운반하는 경로나 이상이 생겼을 때 '통증'이라는 경고를 내린다. 본래 통증은 근육을 쉬게 하여 혈류가 회복하면 치유되는 것이지만, 최근에는 운동부족이나 생활습관의 변화 등에 따라 만성화되는 경우도 많다.

우선은 허리와 등을 따뜻하게 하고 혈행을 개선하여 경로의 흐름을 정비하자. 또 '복근은 천연 허리 밴드'라고 하듯이 복근을 단련하는 것이 강력한 요통예방에 좋다.

2) 요통에 효과적인 경혈

(1) 위중(委中)

▷**위치** 무릎 안쪽에 있는 가로 주름의 중앙

▷**효과** 결림이나 통증과 같은 허리의 불안한 증상을 편하게 하는 경혈

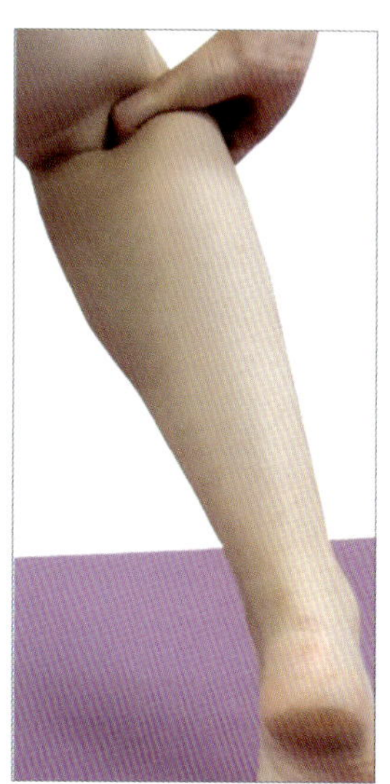

◇모지를 경혈에 대고 몸을 앞으로 굽혀 압박한다. 업무 중 의자에 앉은 상태에서 할 수 있으므로 증상 완화에도 편리하다.

◇경혈을 1회 6초, 반복하여 10회 정도 자극한다.

(2) 신유(腎俞)

▷**위치** 허리 높이에 있는 척추(제2요추) 중심에서 손가락의 두 마디 바깥 부분

▷**효과** 신유를 자극하여 신장 기능을 활성화하면 요통에 효과가 있다.

◇양손을 허리에 대고 경혈 부분을 모지로 압박하여 주무른다. 통증이 심할 때에는 너무 세게 주무르지 않도록 한다.

◇경혈을 1회 10초, 반복하여 10회 정도 자극한다.

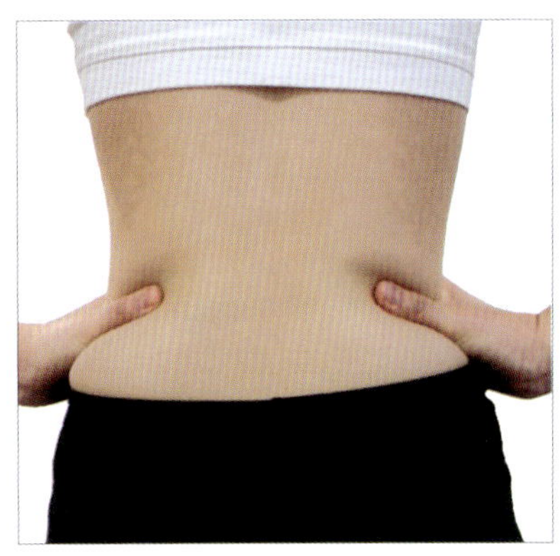

(3) 요퇴점(腰腿点)

▷**위치** 시지와 간지 사이, 약지와 소지 사이의 뼈와 뼈 사이 부분

▷**효과** 경혈도에는 포함되어 있지 않지만 예부터 경험적으로 요통에 효과적인 점으로 요통치료에 사용되어 온 경험 경혈.

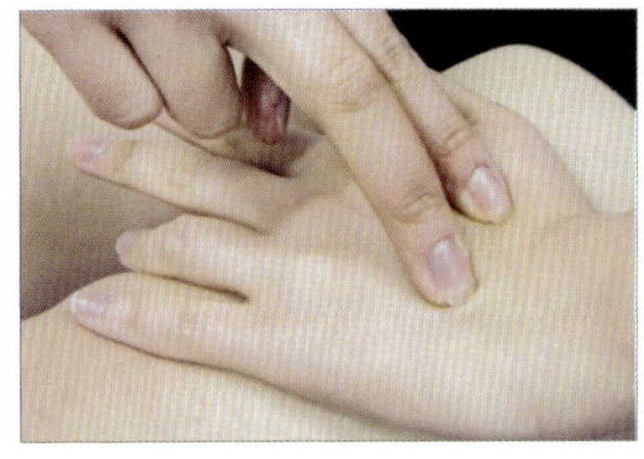

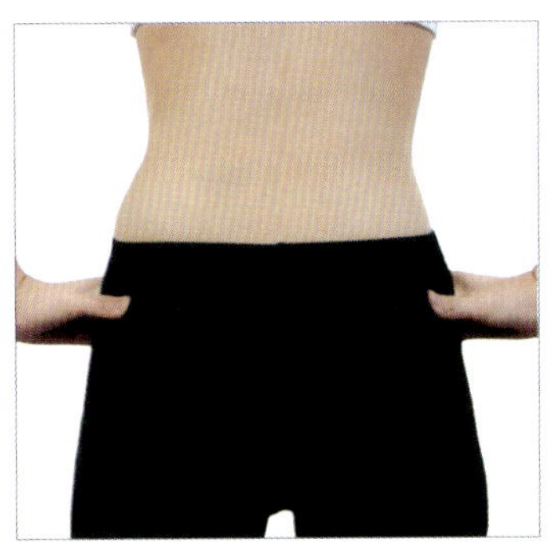

◇뼈와 뼈 사이에 시지와 간지를 세워 함께 강하게 자극한다. 양손을 교대로 압박하고, 힘이 잘 들어가지 않을 때에는 펜 등을 사용하면 좋다.

◇양손의 경혈을 1회 6초, 반복하여 10회 정도 자극한다.

◇신유의 주변에는 지실과 삼집유, 명문 등 기, 혈, 수의 흐름을 조절하는 중요한 경혈이 모여 있다. 이 때문에 요퇴점 부분을 따뜻하게 하는 것만으로 큰 효과가 있다.

5 등 통증

1) 원인불명의 통증은 내장질환일 가능성이 높다

등의 통증은 근육 피로 뿐 아니라 소화기나 심장, 신장 등의 내장질환 때문인 경우가 많다.

경혈마사지는 육체피로처럼 원인을 확실히 알 수 있는 경우에 한해 실시하고, 딱히 원인도 없이 만성적인 통증의 경우는 의사의 진단을 받도록 하자.

육체피로 시 통증은 기, 혈의 정체가 원인이므로, 마사지와 함께 환부를 데워 혈행을 좋게 한다. 또 피로가 쌓였을 때에는 통증을 예방하려면 발 전체를 주물러 풀어주는 것도 효과적이다.

2) 등 통증에 효과적인 경혈

(1) 신주(身柱)

▷위치 제3흉추와 제4흉추 사이

▷효과 머리부터 목, 어깨, 등에 걸친 결림을 완화하고 통증을 해소한다. 또 초조한 기분을 안정시켜 주고 스트레스에서 생긴 등의 통증에 특히 효과적이다.

◇양손의 간지를 겹쳐 경혈에 대고 척추를 따라 상하로 자극한다. 손이 잘 닿지 않는 부위이므로 스스로 실시할 때에는 마사지 도구 등을 이용하면 좋다.

◇경혈을 1회 3초, 반복하여 10회 정도 자극한다.

(2) 실면(失眠)

▷위치 발바닥, 발꿈치 중앙

▷효과 목 뒤에서 등, 장딴지, 발꿈치까지 몸의 배면 전체에 걸쳐 몸 뒤쪽 근육을 부드럽게
하여 통증을 완화시킨다.

◇양손 모지를 경혈에 대고 강하게
압박하여 주무른다.

◇양쪽 발의 경혈을 1회 20초, 반복
하여 10회 정도 자극한다.

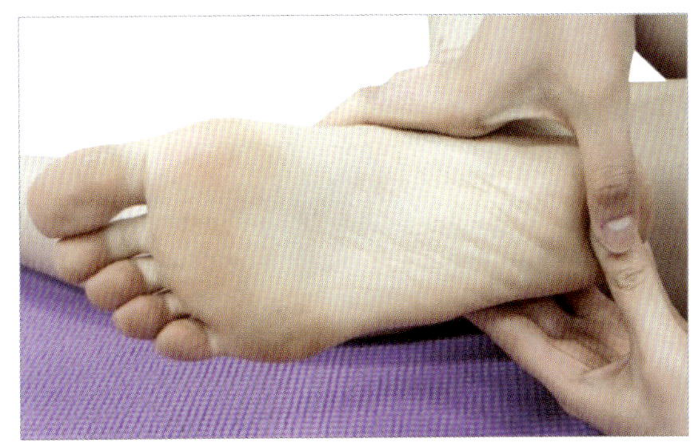

◇피부가 두껍고 자극이 잘 전달되
지 않는 곳이기 때문에 볼펜 뒤를
사용해도 좋다.

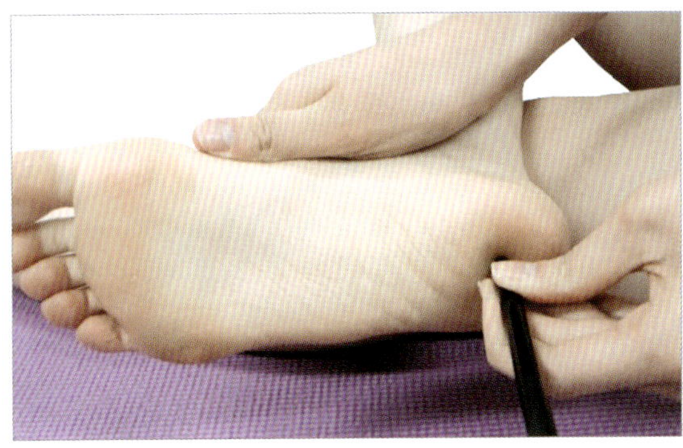

6 관절통 I

1) 관절통은 노화 뿐 아니라 기, 혈, 수의 혼란이 원인이다

관절통은 몸의 기, 혈, 수의 혼란이나 노화가 원인이다. 관절통은 어깨나 무릎, 허리, 손·발가락 등의 관절에 염증이 생기면 발증한다. 그 중에서도 슬관절은 전신 256개소 관절 중 가장 크고, 체중을 지탱하는 중요한 관절이다. 체중의 증가나 노화에 따른 뼈 마찰때문에 관절통이 자주 발생하는 부분이다.

증상이 나타나면 통증을 감소시키기 위해 바른 걸음걸이로 걸을 수 없어지고 근육이 쇠하고 허리를 다치게 한다. 노화에 따른 관절통도 기, 혈, 수의 정체가 원인으로 환부를 따뜻하게 하고 경혈마사지로 혈행을 개선하도록 노력하자.

2) 무릎 통증에 효과적인 경혈

(1) 독비(犢鼻)

▷위치 슬개골 바로 밑 부근에 생기는 바깥의 움푹한 부분

▷효과 무릎 환부에 직접 실시하여 통증을 완화시키고 무릎에 물이 차지 않도록 하는 효과가 있다.

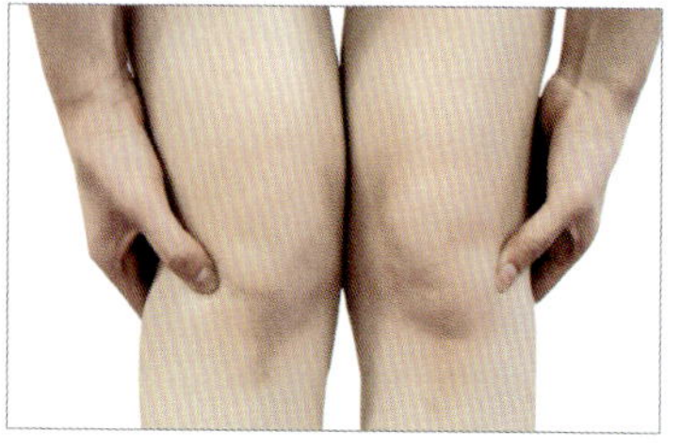

◇모지를 경혈에 대고 손끝을 옆으로 움직여 압박하고 주무른다. 평소 무릎을 차갑지 않게 주의하고 목욕 중에 주무르는 것도 효과적이다.

◇양쪽 경혈을 함께 1회 10초, 반복하여 10회 정도 자극한다.

(2) 내슬안(內膝眼)

▷**위치** 슬개골 바로 밑 내측의 움푹한 부분

▷**효과** 무릎의 기혈의 흐름을 촉진하고 무릎에
  쌓인 여분의 수분을 배출한다. 특히 노화에 따
  른 무릎 통증은 무릎 안쪽이 아픈 경우가 대부
  분이므로, 내슬안의 자극이 효과적이다.

◇독비와 마찬가지로 양손 모지를 경혈에 대고
  손끝을 옆으로 움직여 압박하고 주무른다.
◇양쪽 경혈을 함께 1회 10초, 반복하여 10회 정
  도 자극한다.

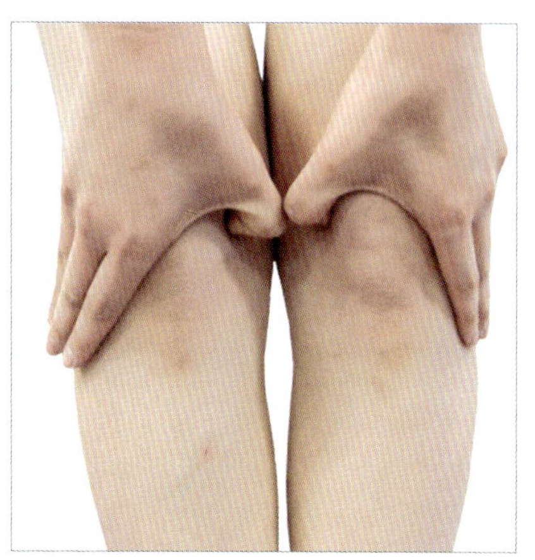

(3) 양릉천(陽陵泉)

▷**위치** 바깥 복사뼈에서 무릎을 향한 무릎 밑 돌출 부분, '비골소골' 전방 밑의 움푹한 부분

▷**효과** 예로부터 '체외, 표면 증상은 양릉천에서 치유한다'는 말처럼 통증 외에 근육의 결림
  완화나 족요의 피로 같은 다리 증상 전반에 효과가 크다.

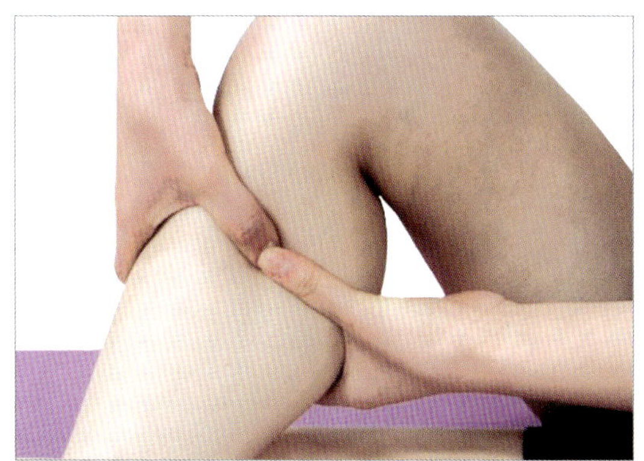

◇정강이를 양손으로 감싸고 양손 모지
  를 겹쳐 경혈에 대고 체중을 실어 압박
  하며 주무른다.
◇양쪽 다리의 경혈을 1회 6초, 반복하여
  10회 정도 자극한다.

7 관절통 Ⅱ

1) '불통즉통', '불영즉통'은 기와 혈의 흐름을 원활하게 한다

무릎과 마찬가지로 손이나 팔꿈치 관절도 오래 혹사함에 따라 쿠션 역할을 하는 연골이 닳게 된다.

중의학에서는 이러한 노화에 따른 관절통 뿐 아니라 류마티스에 따른 손가락 통증이나 골프 팔꿈치, 테니스 팔꿈치 등, 손이나 팔꿈치 통증이 모두 기혈의 흐름에 문제가 생긴 것으로 보고 있다. 즉 경로인 기혈의 흐름이 막히고(不通), 충분히 순환되지 않으면(不榮), 통증으로 나타나는 것이다. 무릎 관절통과 마찬가지로 환부를 따뜻하게 한 뒤 마사지를 실시하면 효과적이다.

2) 손이나 팔꿈치 통증에 효과적인 경혈

(1) 외관(外關)

▷위치 손등을 위로 하여 손목의 중앙에서 팔꿈치 쪽으로 손가락 세 마디 부분

▷효과 경락을 흐르고 있는 에너지가 막히는 장소로, 외관을 자극함으로써 기혈의 흐름을 개선하고 손이나 팔꿈치 통증을 해소한다. 또 신경의 혼란을 가다듬는 효과도 있다.

◇모지를 경혈에 대면서 팔을 잡고 숨을 내쉬면서 천천히 압박한다.
◇양손의 경혈을 1회 6초, 반복하여 10회 정도 자극한다.

(2) 곡지(曲池)

▷위치 팔꿈치를 굽힐 때 생기는 움푹한 부분

▷효과 곡지는 기혈의 흐름을 개선하는 '통경활
　락'의 중요한 경혈로, 손이나 팔꿈치 관절통을
　제거한다.

◇다른 한 손으로 팔꿈치를 붙잡고 모지를 경혈
　에 대고, 천천히 압박하여 주무른다. 압박할 때
　에는 엄지를 세워 힘을 준다.
◇양손의 경혈을 1회 6초, 반복하여 10회 정도 자
　극한다.

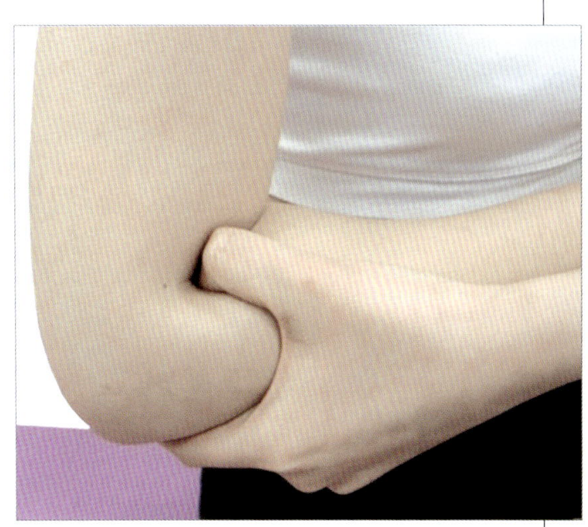

(3) 아시혈(阿是穴)

▷위치 아픈 곳을 확실히 알 수 있을 때에는 '아시혈'이라는 경혈로 사용한다. 아시혈은 '압
　통점', '부정혈'이라고도 불리며, 정해진 명칭이나 장소는 없지만 오래전부터 이용되어온
　경험 경혈이다.

▷효과 아픈 부위를 자극함으로써 혈행을 개선하
　고 통증을 해소한다.

◇만지면 아픈 경우 부드럽게 주물러 풀어주거나
　문지르는 것만으로 효과가 있다. 너무 세게 자
　극하면 오히려 상태가 나빠지므로 주의가 필요
　하다.
◇아픈 곳을 1회 3초, 반복하여 10회 정도 자극한
　다. 아프지 않은 손도 마찬가지로 자극한다.

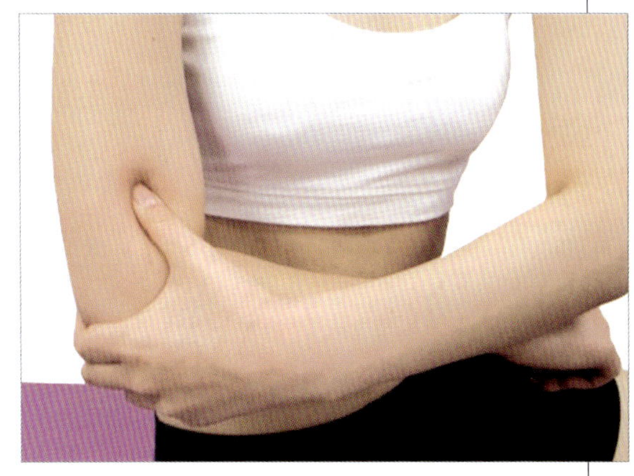

8 좌골신경통

1) 몸의 냉증을 해소하여 혈행을 좋게 하고 통증을 해소한다!

신경통이란 말초신경에 의해 일어나는 돌발성 통증으로, 발생 부위에 따라 좌골신경통, 늑간신경통, 삼차신경통으로 나눈다. 허리부터 엉덩이, 허벅지 안쪽을 지나 장딴지까지 이르는 좌골신경에 따라 저리는 듯한 통증을 느끼는 것이 좌골신경통이다.

중의학에서 신경통은 '어혈'(혈의 정체)이나 '수독'(물의 정체)과 같은 혈액이나 진액의 흐름에 이상이 있으면 나타나기 쉽고, 몸의 냉증이 심한 경우에도 나타날 수 있다고 본다. 한방마사지로 기, 혈, 수의 흐름을 개선해보자. 마사지를 할 때에는 아픈 쪽 뿐 아니라 좌우 양방의 경혈을 자극한다.

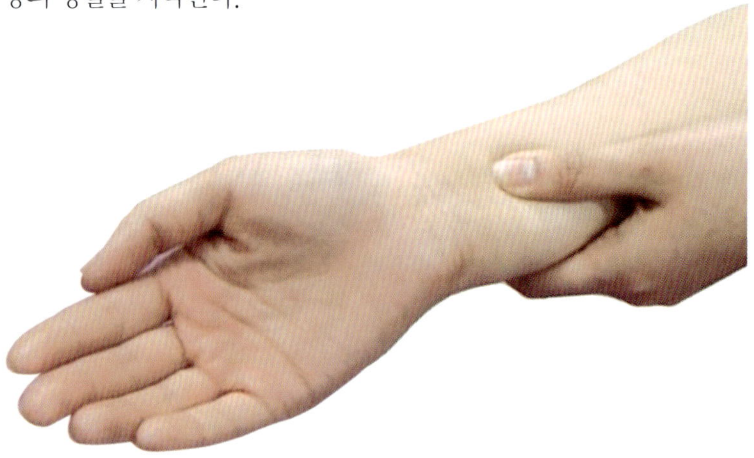

2) 좌골신경통에 효과적인 경혈

(1) 요퇴점(腰腿点)

▷**위치** 시지와 간지 사이, 약지와 소지 사이의
뼈와 뼈 사이 부분

▷**효과** 요통이나 좌골신경통에 매우 효과적으
로 예부터 많이 이용하는 경혈

◇뼈와 뼈 사이에 시지와 간지를 세워 함께 강
하게 압박한다.

◇양손의 경혈을 1회 6초, 반복하여 10회 정도
자극한다.

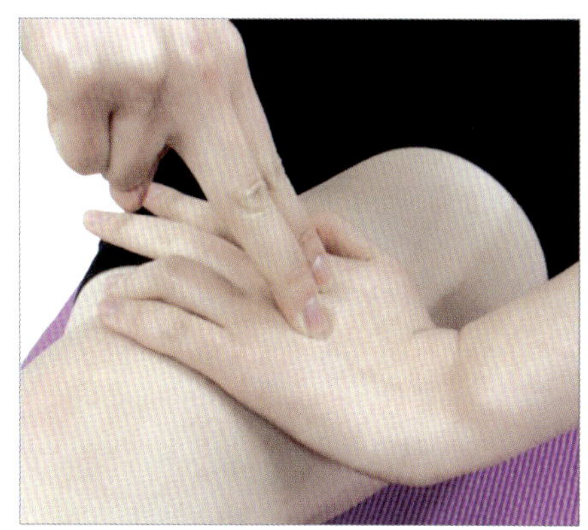

(2) 승부(承扶)

▷**위치** 엉덩이 아래, 허벅지와의 경계 중앙 부분

▷**효과** 경혈 위치가 좌골신경 간에 있기 때문에 직접 자극함으로써 통증을 완화시킨다.

◇양손의 모지를 경혈에 대고
힘 있게 압박한다.

◇경혈을 1회 20초, 반복하여
10회 정도 자극한다.

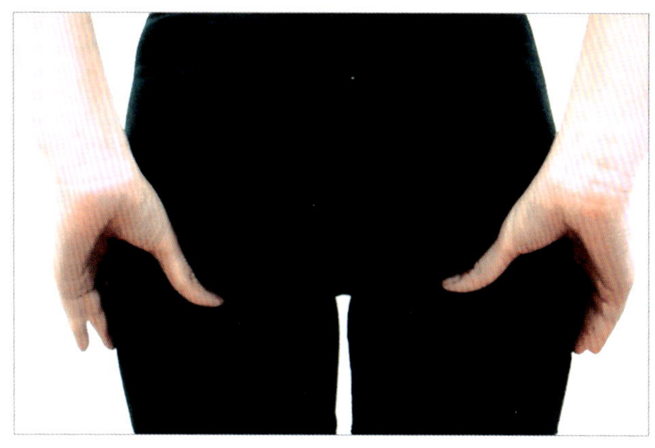

9 늑간신경통

1) 통증이 길어지면 의사의 진단을 받자

늑골을 따라 흉부나 복부에 돌발적이거나 지속적으로 통증이 나타나면 늑간신경통이라고 할 수 있다. 기침이나 심호흡만으로도 격한 통증을 느끼는데, 호흡에 관계없이 아픈 경우는 심장질환일 가능성도 있다. 또 고령자의 경우 약해진 뼈에 금이 가 있는 경우도 있으므로 통증이 길어지면 즉시 검사를 받도록 한다.

중의학에서는 기의 흐름이나 혈행이 막히면 통증이 생기기 때문에, 경혈을 자극함으로써 전신의 기혈의 흐름을 촉진하고 통증을 완화한다. 심한 통증이 있는 경우는 등에서 가슴까지를 늑골을 따라 압박한다.

2) 늑간신경통에 효과적인 경혈

(1) 단중(膻中)

▷위치 좌우 유두를 이은 선의 중앙

▷효과 전신에 기를 순환시키고 기, 혈, 수의 흐름을 활발히 하여 늑간신경통이나 동계, 호흡곤란, 정신안정에 효과가 있다.

◇양손의 간지를 겹쳐 경혈에 대고 부드럽게 밀어 올리듯 압박한다. 통증을 느끼는 사람은 다소 오래 자극을 준다.

◇경혈을 1회 6초, 반복하여 10회 정도 자극한다.

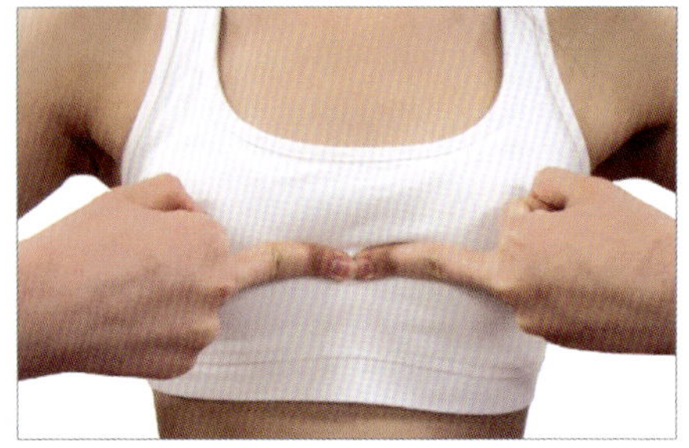

(2) 내관(內關)

▷위치 손바닥을 위로 하여 손목 중앙에서
　　팔꿈치 쪽으로 손가락 세 마디 부분

▷효과 손등에 있는 외관에 대응하는 경혈
　　인 내관을 자극함으로써 막힌 에너지의
　　흐름을 개선하여 통증을 해소한다.

◇모지를 경혈에 대고 약간 세게 압박한
　다.

◇경혈을 1회 10초, 반복하여 10회 정도
　자극한다.

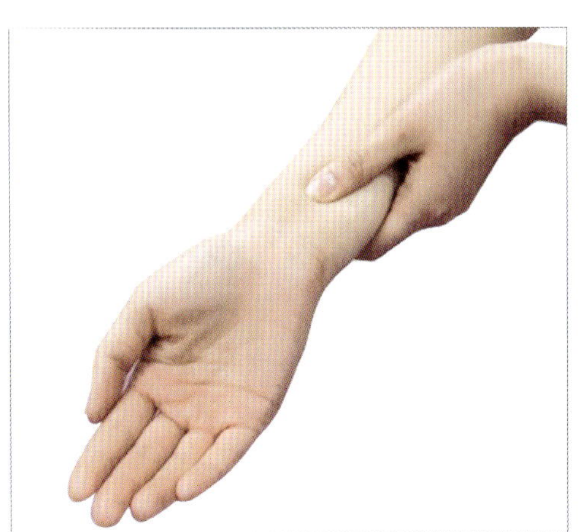

(3) 삼음교(三陰交)

▷위치 안쪽 복사뼈 위에서 손가락 네 마디 올라간 부분의 뼈 뒤쪽

▷효과 비장, 간장, 신장 세 경락이 교차하는 중요한 경혈로, 혈행를 개선하여 몸의 냉증을
　　해소하고 통증을 완화한다.

◇모지를 경혈에 대고 정강이뼈를 향해
　세게 압박한다.

◇양쪽 경혈을 1회 6초, 반복하여 10회
　정도 자극한다.

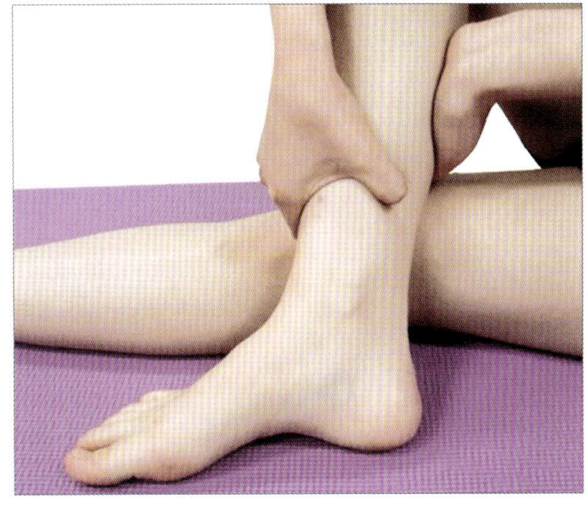

10 통풍

1) 마사지를 습관화하여 통증을 예방하자

통풍이란 발가락이나 발목, 손가락, 팔꿈치, 무릎 등의 관절이 급격히 붉게 붓거나 격한 통증이 나타나는 질환이다. 염증 부위가 바람에 접촉하는 것만으로 맹렬한 통증을 느끼는 증상 때문에 '통풍'이라 불린다.

기혈수론에서는 몸의 기, 혈, 수의 운행이 저해되어 경로 내의 흐름이 막히면 '불통즉통'이 생긴다고 본다. 경혈마사지는 경락을 지나는 경혈을 자극하여 국부의 기, 혈, 수의 흐름을 원활히 함으로써 통증을 완화시킨다.

냉증도 원인 중 하나이므로 몸을 차갑게 하지 않도록 주의하고, 한방마사지를 습관화하여 통증을 예방한다.

2) 통풍에 효과적인 경혈

(1) 곤륜(崑崙)

▷위치 발목 바깥 복사뼈 바로 뒤, 아킬레스건 사이의 움푹한 부분

▷효과 경혈 주변에 나타나는 증상을 치유하는 효과가 있다. 특히 발목이나 발가락 등의 관절통을 완화시키는데 효과적이다.

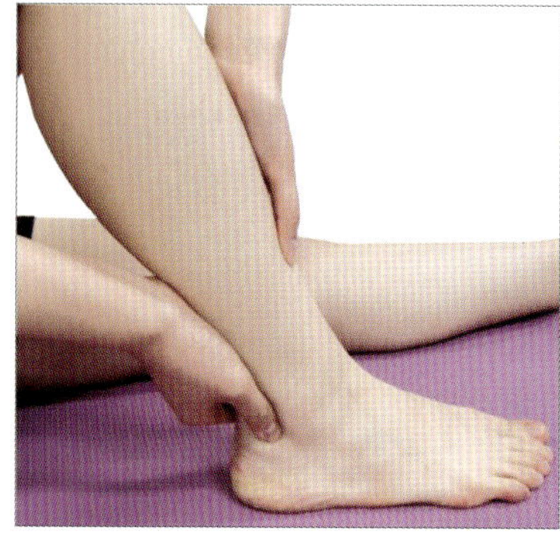

◇양손으로 발목을 붙잡고 모지를 경혈에 대고 강한 힘으로 압박하여 주무른다. 오른손은 오른발, 왼손은 왼발을 주물러, 양 발을 교대로 주무른다.
◇양쪽 경혈을 1회 6초, 반복하여 10회 정도 자극한다.

(2) 족삼리(足三里)

▷위치 다리 바깥쪽, 무릎 아래 움푹 들어간 곳에서 손가락 네 마디 위치
▷효과 족삼리는 발의 질환치료에 효과가 있는 위의 경혈이다. 이 경락은 하지를 따라 뻗어 있어 통풍이나 하지의 부종, 통증, 피로 등에 효과가 크다.

◇모지나 간지를 사용하여 통증을 다소 느낄 정도로 압박하여 주무른다.
◇양쪽 경혈을 1회 6초, 반복하여 10회 정도 자극한다.

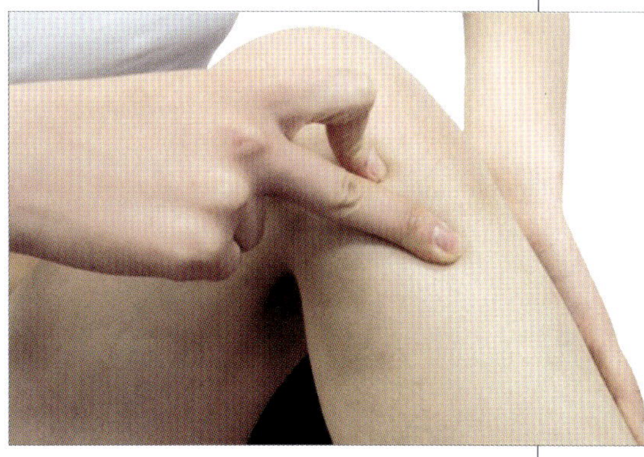

(3) 삼음교(三陰交)

▷위치 안쪽 복사뼈 위에서 손가락 네 마디 올라간 뼈 뒤쪽
▷효과 비장, 간장, 신장 세 경락이 교차하는 중요한 경혈로, 혈행을 개선하고 몸의 냉증을 해소하며 통증을 완화시킨다.

◇장딴지를 감싸고 모지를 사용하여 삼음교에서 정강이 뼈를 향해 손가락을 세워 강하게 압박한다.
◇경혈을 1회 6초, 반복하여 10회 정도 자극한다.

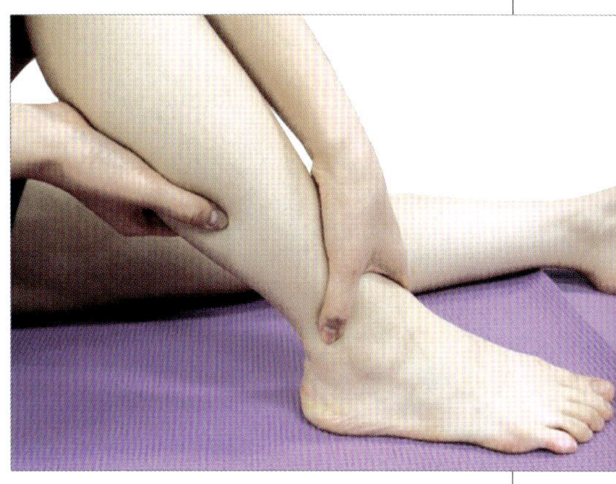

11 경련, 쥐

1) 긴장된 근육을 풀고 환부를 따뜻하게 하는 것이 중요!

경련은 자고 있는 중이나 심하게 피곤할 때 혈액순환이 막혀 근육이 급격히 긴장한 상태에 일어난다. 경련은 장딴지나 허벅지가 통증과 함께 쥐가 나는 증상이다. 근육의 피로나 몸의 냉증이 원인인 경우가 많고, 비타민이나 칼슘 부족도 관계가 있을 수 있다. 경련이 일어날 때에는 근육을 천천히 뻗고 환부를 따뜻하게 하도록 한다.

경혈마사지는 긴장한 근육을 릴랙스시키고 자율신경을 단련하며, 기혈의 흐름을 개선시키기 위하여 평소부터 마사지를 습관화하면 예방이 된다.

2) 경련에 효과적인 경혈

(1) 실면(失眠)

▷위치 발바닥, 발꿈치 중앙

▷효과 발꿈치나 장딴지, 허벅지 안쪽 등, 몸의 뒤쪽 전체 근육을 부드럽게 하여 통증을 가볍게 한다.

◇양손의 모지를 겹쳐 경혈에 대고 강하게 압박하여 주무른다. 발꿈치 부분은 손가락으로 압박하기 힘들기 때문에 볼펜 등을 사용하면 편리하다.

◇양쪽 경혈을 1회 20초, 반복하여 10회 정도 자극한다.

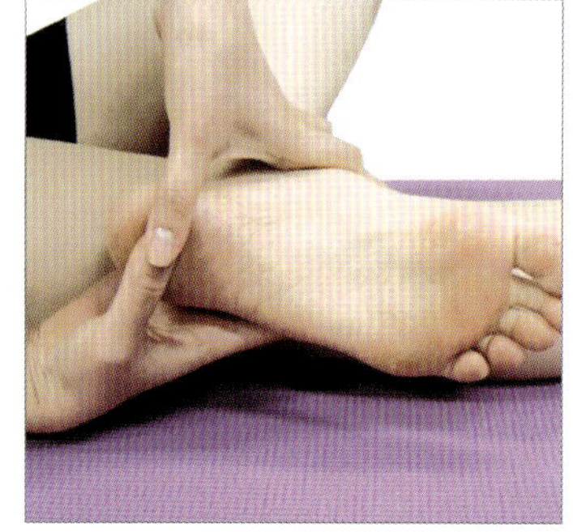

(2) 태계(太谿)

▷위치 안쪽 복사뼈 바로 뒤, 아킬레스건 사이의 움푹한 부분

▷효과 근육의 긴장을 완화하고 혈행을 개선하며 자율신경의 밸런스를 조절한다.

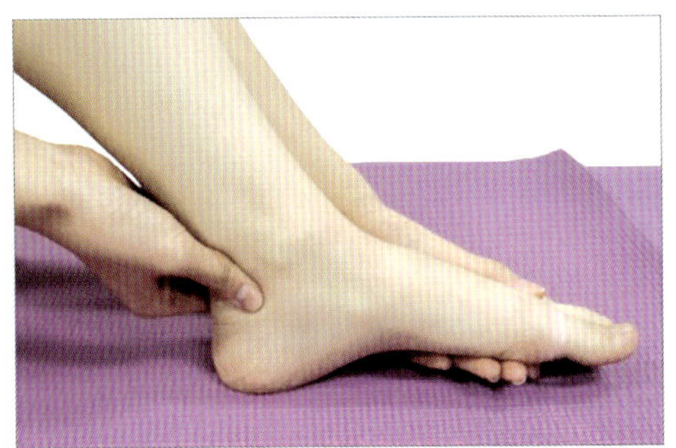 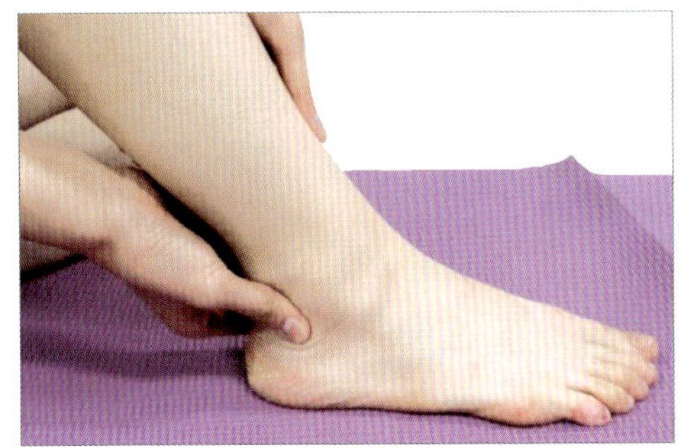

◇모지로 태계를 주무르는 것도 좋지만, 발의 외측에 있는 곤륜과 함께 주무르면 더 효과적이다. 모지와 시지를 2개 경혈에 대고 동시에 압박하여 주무른다.

◇양쪽 경혈을 1회 10초, 반복하여 10회 정도 자극한다.

(3) 승근(承筋)

▷위치 장딴지의 가장 불룩한 부분 중앙

▷효과 발의 비복근에 있는 경혈을 자극함으로써 장딴지 근육의 긴장을 풀어준다.

◇엄지발가락를 젖히면서 모지를 경혈에 대고 압박하여 주무른다. 매일 밤, 자기 전에 주무르면 예방에 효과가 있다.

◇양쪽 경혈을 1회 10초, 반복하여 10회 정도 자극한다.

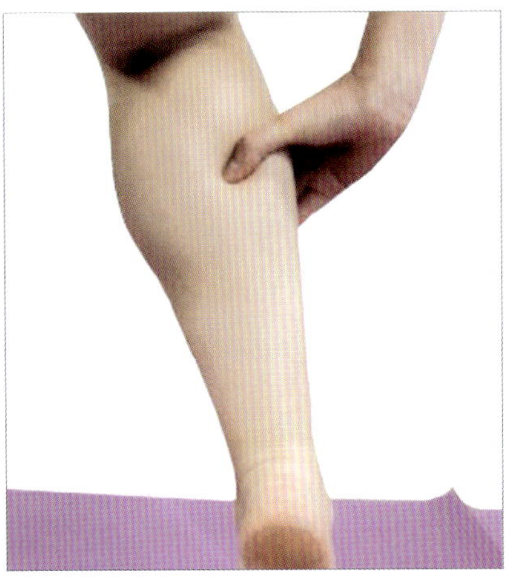

3. 내장

1 소화불량

1) 규칙적인 식생활과 적절한 운동으로 체질을 개선하자

중의학의 장부변증론에서는 위장을 비롯한 소화기 부조를 '간위불화'(스트레스 등으로 자율신경이 불안정해져 위의 소화기능이 저하한다)나 '비위허약'(소화기 기능이 약하다) 등이라고 하며, 이것이 소화불량을 초래한다고 본다.

경혈마사지에서는 간, 비장, 위, 장에 관련된 경혈을 자극하여 소화기 기능을 조절하는데, 불규칙한 식생활이 원인인 경우도 많다. 때문에 식생활 개선과 적절한 운동을 실시하여 컨디션을 조절하도록 한다. 증상이 길어지면 영양이 잘 흡수되지 않고 설사나 소화불량 변을 수반하므로 빨리 대처하도록 한다.

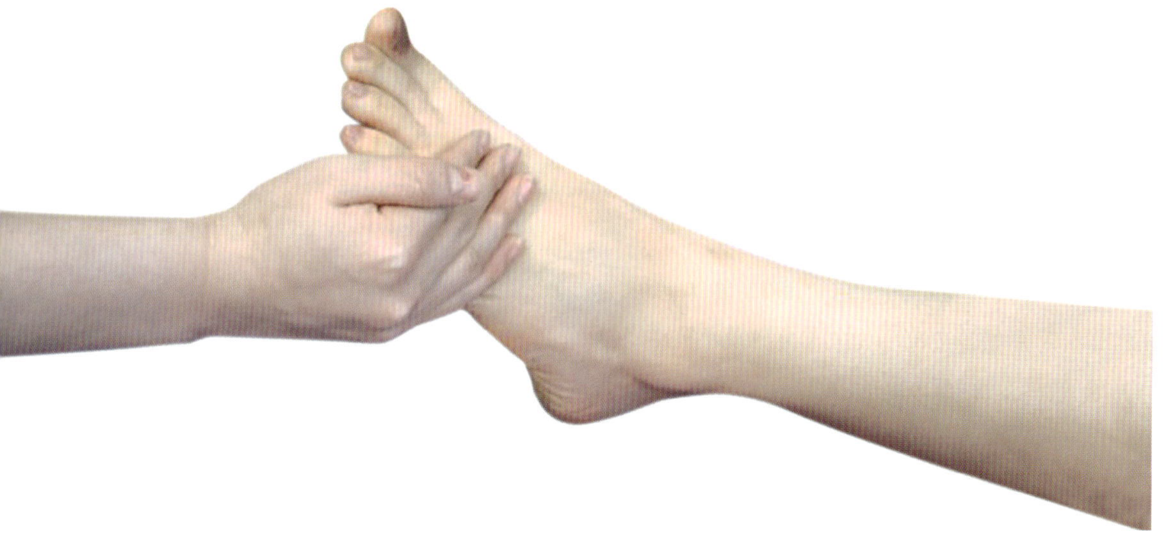

2) 소화불량에 효과적인 경혈

(1) 상구(商丘)

▷위치 안쪽 복사뼈 앞 약간 아래 움푹한 부분으
로, 누르면 압통을 느끼는 부분

▷효과 비장의 경락에 있는 경혈로, 소화불량이나
구토, 멀미에도 효과적이다.

◇모지로 경혈에 힘을 주어 누른다. 오른발 경혈
은 오른손, 왼발 경혈은 왼손으로 압박한다.
◇양쪽 경혈을 1회 6초, 반복하여 10회 정도 자극
한다.

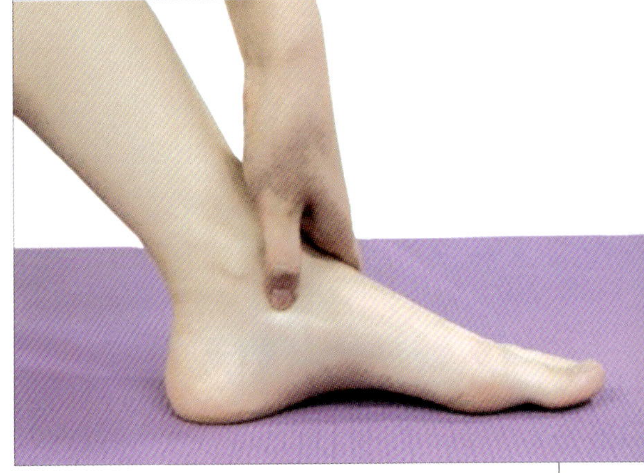

(2) 식관(食關)

▷위치 배꼽과 명치 중간 높이에서 양 옆으로 손
가락 두 폭 정도

▷효과 위장 기능을 활발히 하고 소화불량 외에
위염, 장염에도 효과적이다.

◇양손의 간지를 경혈에 대고 천천히 약하게 압박
한다.
◇경혈을 1회 10초, 반복하여 10회 정도 자극한다.

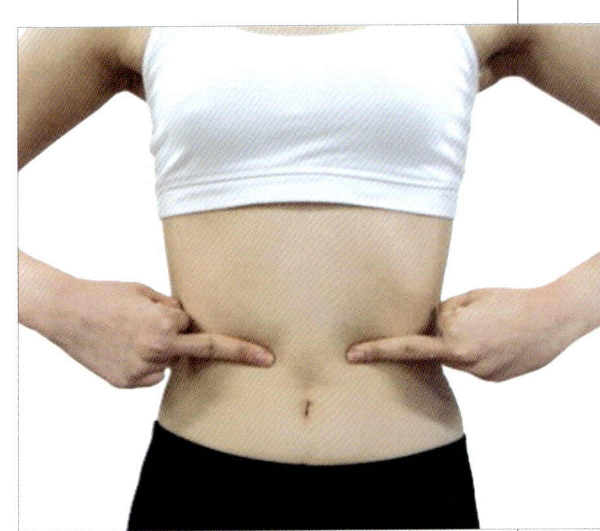

(3) 기해(氣海)

▷위치 배꼽에서 손가락 두 마
디 아래

▷효과 기가 모이는 경혈로, 기
의 흐름을 활발히 하고 소화
불량, 위통, 팽만감, 구토 등
의 증상을 개선한다.

◇양손의 간지를 경혈에 대고
천천히 약하게 압박한다.
◇경혈을 1회 10초, 반복하여
10회 정도 자극한다.

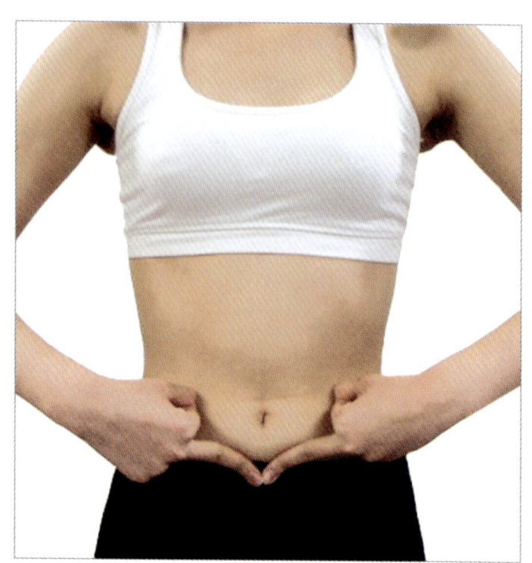

(4) 관원(關元)

▷위치 배꼽에서 손가락 네 마디 아래

▷효과 소화기능을 높이고 소
화불량이나 복통, 설사, 팽만
감 등, 간이나 신장 기능이
약해져서 생긴 소화기계 증
상에 효과적이다.

◇양손 간지를 경혈에 대고 비
스듬히 아래를 향해 부드럽
게 압박한다.
◇경혈을 1회 10초, 반복하여
10회 정도 자극한다.

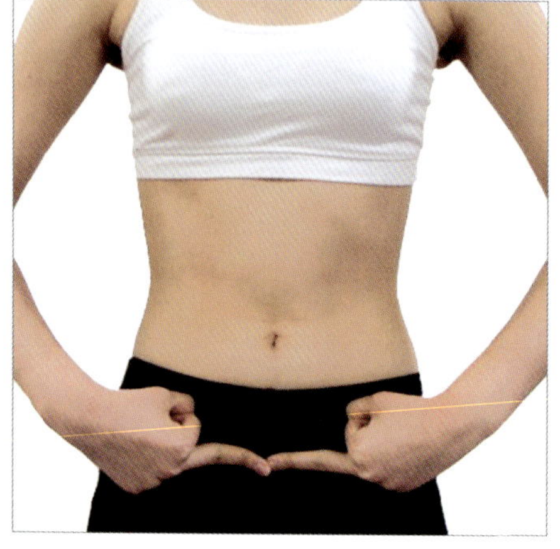

2 구역질

1) 구역질이나 트림은 폭음, 폭식이 원인

구역질은 소화기계의 질병 외에 일반적으로 폭음, 폭식 때문에 일어나는 경우가 대부분이다. 이러한 경우는 가능하면 위 속을 모두 토해내 버린 뒤 수분을 보충하고 몸을 따뜻하게 하고 안정을 취한다.

2) 구역질에 효과적인 경혈

(1) 위유(胃俞)

▷위치 등의 중앙에서 약간 아래, 제12흉추에서 좌우로 손가락 두 마디 부분

▷효과 등의 긴장을 풀고 위장 기능을 활발히 하며 소화기 질병 전반에 효과가 있다.

◇좌우 양방 경혈에 모지를 대고 동시에 압박한다.

◇좌우 경혈을 1회 10초, 반복하여 10회 정도 자극한다.

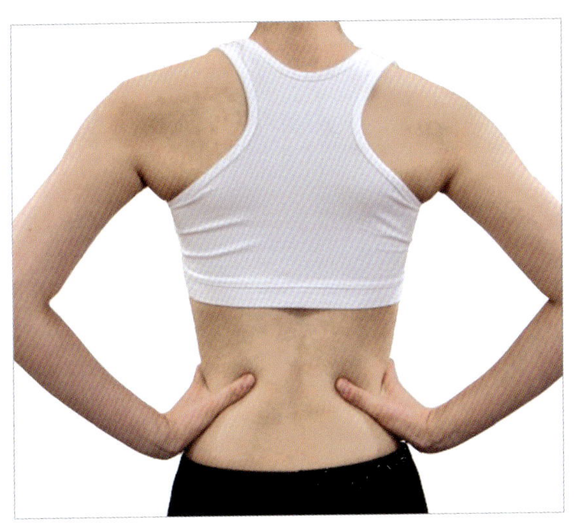

(2) 기사(氣舍)

▷위치 목 바로 밑에 있는 흉골 움푹한 부분에서 좌우로 손가락 두 마디 부분

▷효과 구역질, 기침, 천식에 효과적이다.

(3) 천용(天容)

▷위치 하악의 각 뒤 수근의 두꺼운 근육 앞 움푹한 부분

▷효과 기의 흐름을 조절하여 구역질이나 구토, 구취, 천식에 효과가 크다.

◇천용에서 기사까지 라인을 수근을 따라 간지로 누르면서 서서히 아래로 내려온다.

◇천용에서 기사까지 반복해서 10회 정도 자극한다.

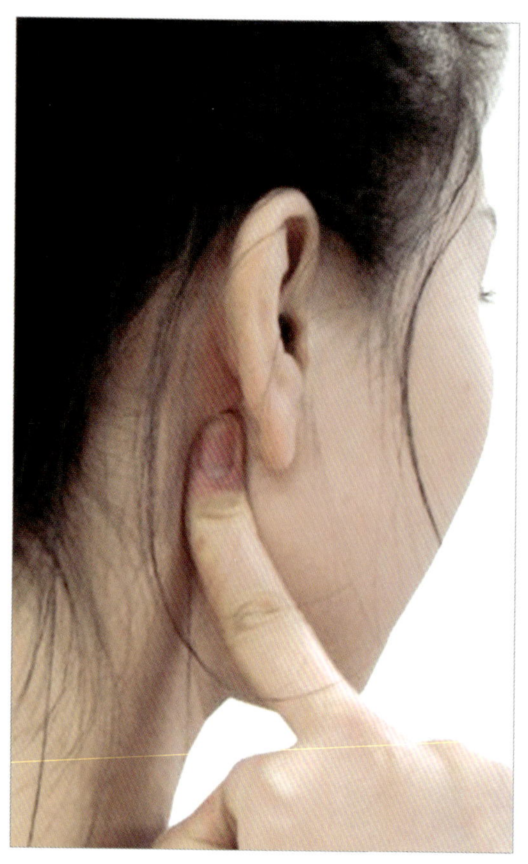

(4) 거궐(巨闕)

▷**위치** 명치 아래, 손가락 세 마디 부분

▷**효과** 심장이나 위장 증상에 효과적이며 구역질, 구토 등에 효과적이다.

◇양손의 간지를 겹쳐 경혈에 대고 약하게 천천히 압박한다. 또 경혈을 중심으로 5개 손가락으로 부드럽게 압박해도 좋다.

◇경혈을 1회 6초, 반복하여 10회 정도 자극한다.

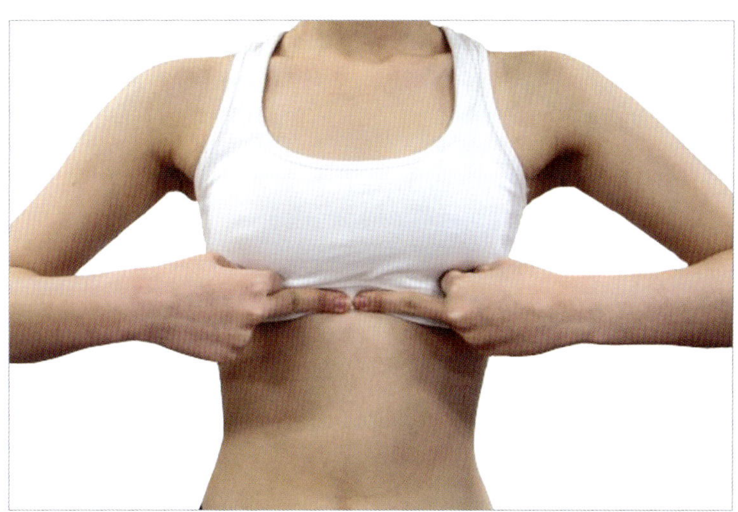

3 위염

1) 위의 트러블로 생긴 등 결림

위염이란 위의 점막에 염증이 생긴 증상이다. 급성과 만성이 있다. 점막 뿐 아니라 그 아래 조직까지 결손이 미치는 경우를 궤양이라고 한다. 위염의 주된 증상은 명치 통증, 불쾌감, 명치 언저리가 쓰리고 아픈 증상, 구역질, 식욕부진 등으로 나타난다. 만성화되면 전신의 나른함이나 탈력감, 빈혈 등의 증상도 나타난다.

장부변증론에서는 '위'와 함께 정서와 관련 있는 '간'의 부조를 원인으로 지목하고 있다. 스트레스를 쌓아두지 않도록 주의하고 위가 나쁘면 등이 결려 괴로우므로 위유를 마사지하여 등의 결림을 해소한다.

2) 위염에 효과적인 경혈

(1) 족삼리(足三里)

▷위치 다리 바깥쪽, 무릎 아래 움푹 들어간 곳에서 손가락 네 마디 위치

▷효과 위장을 편안히 해주고 면역력을 높여준다. 위의 통증이나 나른함, 만성 설사, 변비, 발의 피로에 효과적이다.

◇모지와 간지를 사용하여 다소 통증을 느끼는 정도 압박하여 주무른다.
◇양쪽 경혈을 1회 6추, 반복하여 10회 정도 자극한다.

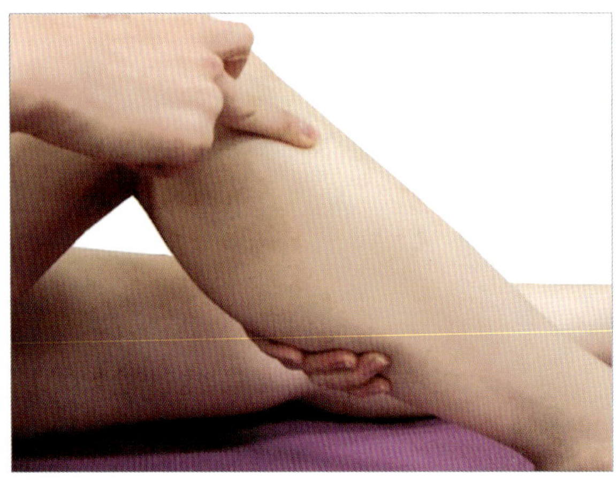

(2) 중완(中脘)

▷위치 배꼽과 명치 가운데, 배꼽에서 손가락 다섯 마디 위 부분

▷효과 내장기능을 조절하는 자율신경총이 있는 부분에 경혈이 있어 넓은 범위의 증상에 효
과가 있으며 위 질환에 특히 효과적이다.

◇양손의 모지를 겹쳐 경혈에 대고 부드럽게 압박한다. 위가 아플 때에는 숨을 내쉬면서 서
서히 힘을 가한다.

◇경혈을 1회 10초, 반복하여 10회 정도 자극한다.

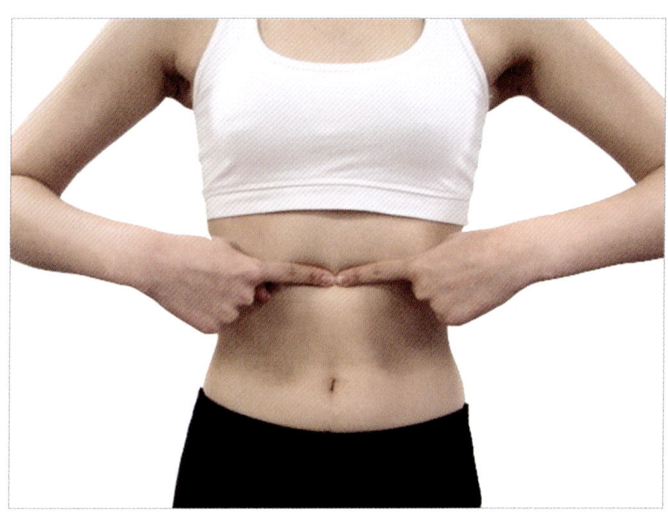

(3) 위(胃)

▷위치 이륜각의 종말부

▷효과 위나 장 질환에 효과적인 경혈로, 소화기능을 높인다. 분문부(噴門部)가 있는 쪽 우측
경혈을 자극하면 보다 효과적이다.

(4) 신문(神門)

▷**위치** 귀의 상부내측 가운데 부분

▷**효과** 대뇌의 흥분을 억제하고 통증을 완화시킨다. 스트레스를 해소하고 소염작용도 있다.

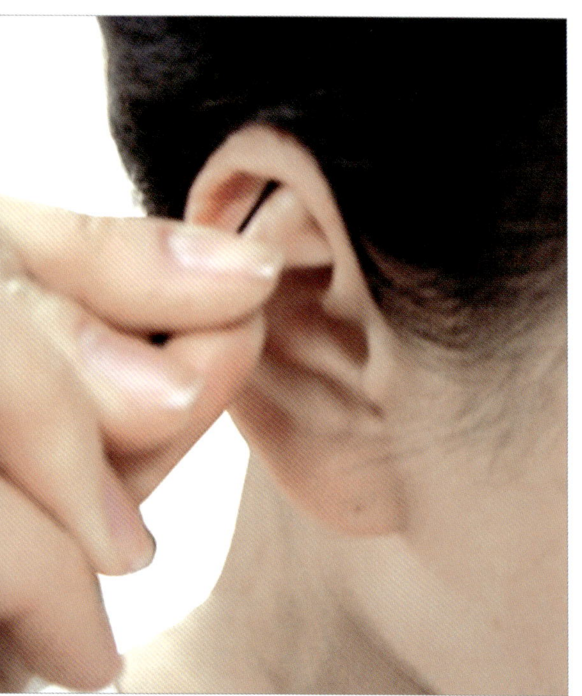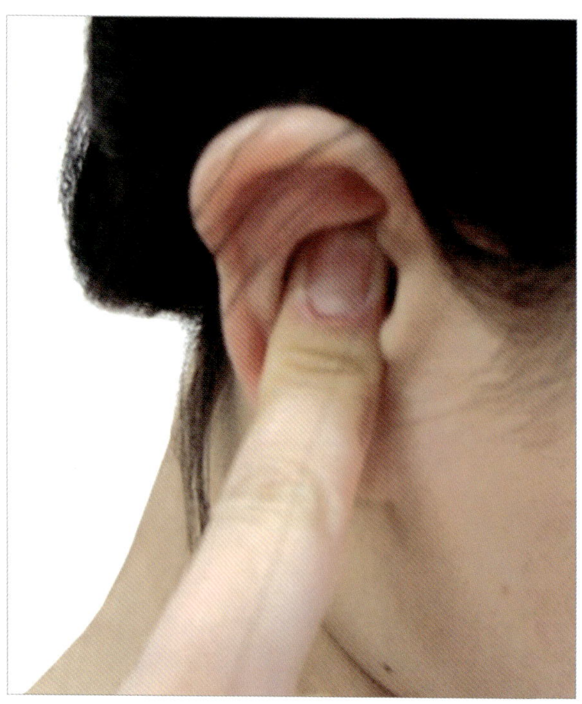

◇시지 손끝, 혹은 헤어핀 등으로 압박한다.

◇좌우 귀를 1회에 1~2초씩 반복하여 10회 정도 자극을 준다.

4 위하수

1) 비장과 위의 '기'를 보충하여 증상을 예방하자!

위하수란 위 전체가 정상 위치에서 아래로 쳐진 것으로, 체질적으로 어떠한 증상도 나타나지 않는 사람도 있다. 그러나 위하수가 원인이 되어 식후 요통 증상이 나타나거나 위의 컨디션이 나쁘고 식욕이 없으며 피로감을 수반하는 경우가 많다. 또 옆으로 누울 때 증상이 가벼워지는 것도 위하수의 특징이다.

장부변증론에 의하면 위하수는 비장과 위가 허약하여 '기'가 빠질 수 있다고 본다. 경혈마사지에서는 전신과 비장, 위의 '기'를 보충하여 위의 기능을 높여줄 수 있다.

2) 위하수에 효과적인 경혈

(1) 족삼리(足三里)

▷위치 다리 바깥쪽, 무릎 아래 움푹 들어간 곳에서 손가락 네 마디 위치

▷효과 여러 증상에 효과가 있으며 내장(주로 소화기계) 전반의 부조나 대사이상을 완화시키며 면역력을 증진시켜준다.

◇모지나 간지를 사용하여 통증을 다소 느낄 정도로 압박하여 주무른다.
◇양쪽 경혈을 1회 6초, 반복하여 10회 정도 자극한다.

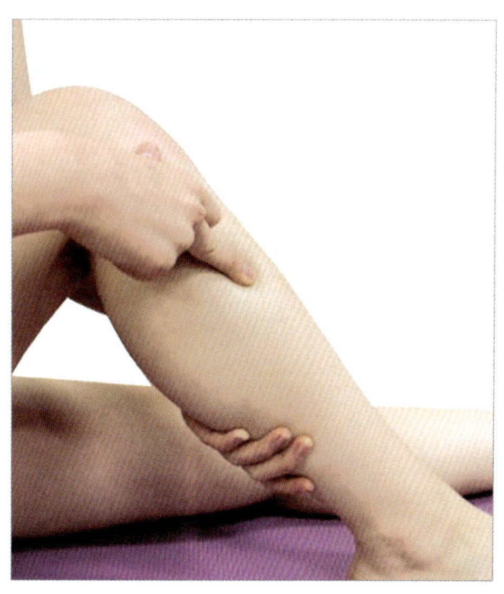

(2) 내관(內關)

▷**위치** 손바닥을 위로 하여 손목 중앙에서 팔꿈치 쪽으로 손가락 세 마디 부분

▷**효과** 내관의 '내(內)'는 내장을 의미하는데 내장, 특히 소화기계 증상을 원만히 하는데 유효한 경혈이다. 정신적인 스트레스에 따른 식욕부진에도 효과가 크다.

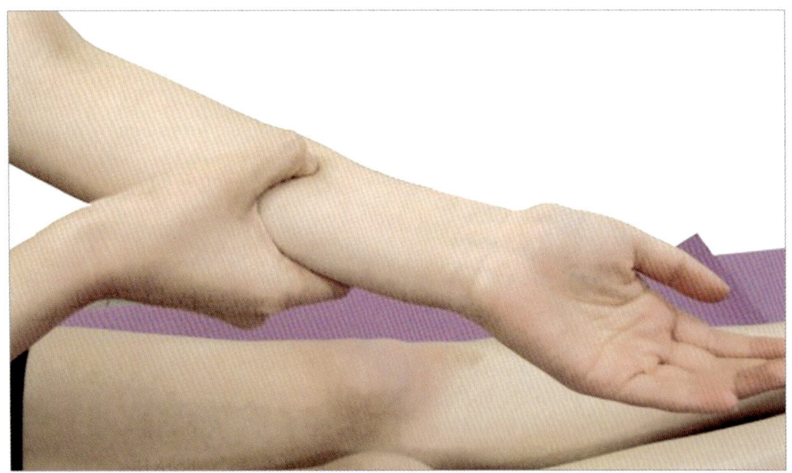

◇모지를 경혈에 대고 약간 강하게 압박한다.

◇양손의 경혈을 1회 6초, 반복하여 10회 정도 자극한다.

5 복통

1) 복부를 따뜻하게 하고 부드럽게 마사지한다.

복통이란 복부에 느끼는 통증을 총칭한다. 장기질환 뿐 아니라 심신의 여러 질병 때문에 일어나는 증상이다. 특히 복통은 소화기 질환에서 중요한 의미를 가지기 때문에 격한 통증이 있으면 즉시 의사의 진단을 받도록 하자.

질병 이외의 원인으로는 중의학에서 소화기나 담낭, 췌장의 '기허'(기가 부족하다)로 본다. 또 체질별로는 비장, 위장의 '기허', '간기울체'(간의 기 흐름이 막힌다), '어혈' 등의 유형에 자주 나타난다.

통증을 느끼면 복부를 따뜻하게 하고 강한 자극은 주지 말고 부드럽게 마사지를 실시하자.

2) 복통에 효과적인 경혈

(1) 천추(天樞)

▷위치 배꼽에서 좌우로 손가락 세 마디 부분

▷효과 천지의 기가 교차하는 중심으로서 소화기계 전반의 기능을 조절한다.

◇크게 숨을 들이마시고 시지를 경혈에 대고 숨을 내쉬는 때에 맞추어 시원할 정도로 압박한다.

◇경혈을 1회 10초, 반복하여 10회 정도 자극한다.

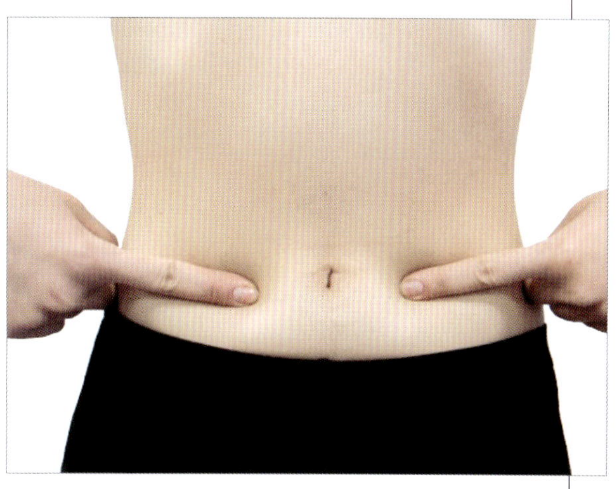

(2) 관원(關元)

▷위치 배꼽에서 손가락 네 마디 아래

▷효과 전신의 에너지를 부활시켜 주는 경혈. 복통, 생리통에 효과가 있다.

◇양손의 간지, 혹은 시지를 경혈에 대고 천천히 숨을 내쉬면서 압박한다.
◇경혈을 1회 10초, 반복하여 10회 정도 자극한다.

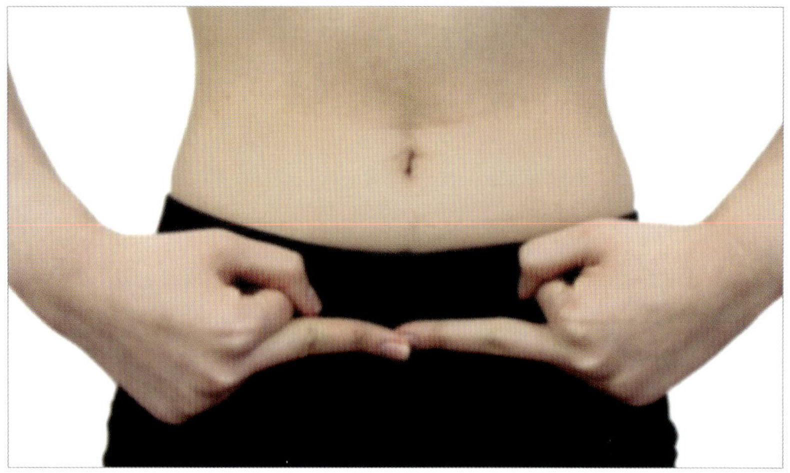

6 변비

1) 끈기 있게 체질개선을 시도하자.

이틀 이상 변의를 느껴도 배변이 원활히 되지 않고 배변 후에 잔변감이 있는 등의 상태를 변비라고 한다.

기혈수론에 따르면 '기허'의 경우 복부 기능이 약해, 혈허, 음허(물의 부족)가 되어 장내가 건조해진다. 또한 스트레스로 '기체'가 일어나면 위장기능이 약해져 열이 대장에 들어차는 '장조변비'가 된다고 본다. 그렇게 되면 몸의 냉증을 초래할 뿐 아니라, 배설되어야 할 노폐물이나 독소가 체내에 남게 되어 피부 트러블의 원인이 되기도 한다. 체질이라고 포기하지 말고 한방마사지로 위장 기능을 활발히 하자.

2) 변비에 효과적인 경혈

(1) 대장유(大腸俞)

▷**위치** 벨트를 차는 높이로 요골(제4요추와 제5요추 사이) 양측, 손가락 두 마디 바깥 부분

▷**효과** 장 기능을 개선하는 경혈로, 변비나 하리 등에 효과적이며 요통, 생리통에도 효과가 있다.

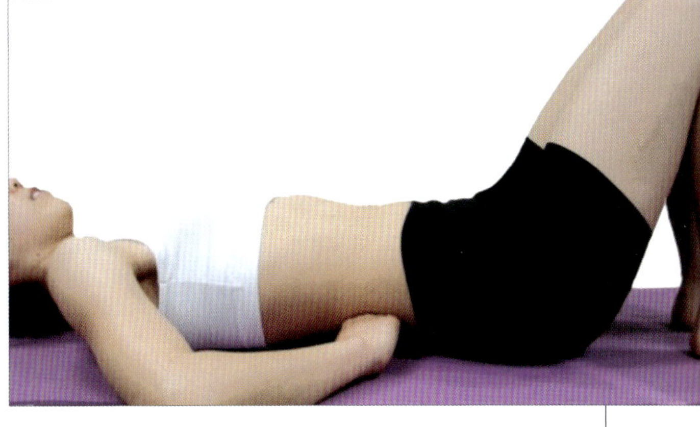

◇누워 무릎을 세우고 주먹을 쥐어 간지 부분을 경혈에 대고 체중을 실어 무릎을 좌우로 넘어뜨린다.

◇경혈을 1회 10초, 반복하여 10회 정도 자극한다.

(2) 천추(天樞)

▷위치 배꼽에서 좌우로 손가락 세 마디 부분

▷효과 천지의 기가 교차하는 중심으로서 소화기계 전반의 기능을 조절한다.

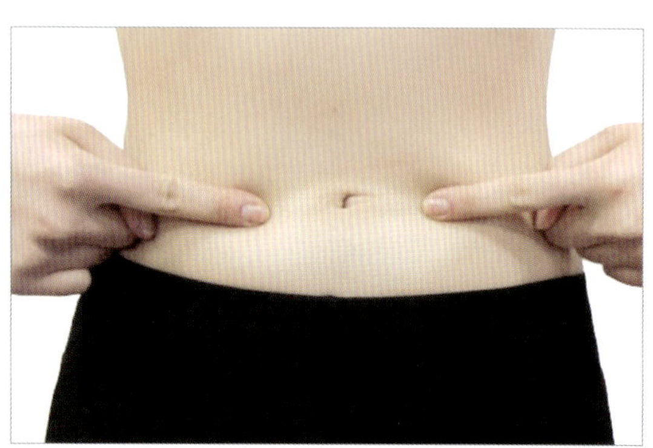

(3) 대거(大巨)

▷위치 배꼽에서 좌우로 손가락 세 마디 부분의 천추에서 손가락 세 마디 내려간 부분

▷효과 어혈을 제거하는 효과가 있고 신진대사를 촉진하여 만성적인 소화기 부조를 치유한다.

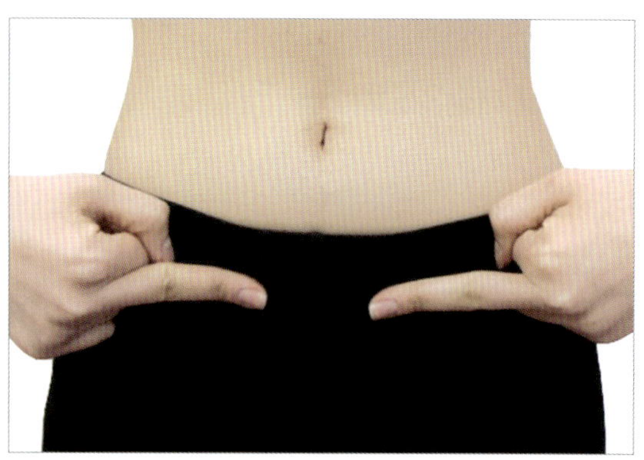

◇간지를 경혈에 대고 숨을 내쉬면서 천천히 압박한다. 대거는 대장의 종착점에 가까우므로 정성스레 압박하면 효과적이다.

◇경혈을 1회 10초, 반복하여 10회 정도 자극한다.

(4) 이간(二間)

▷위치 시지가 시작되는 부분, 소지 쪽
　에서 비스듬히 뻗은 부분

▷효과 이간은 대장 경락에 있으며 대
　장 기능을 조절하여 변비를 완화한
　다.

◇시지를 경혈에 대고 강하게 압박한
　다. 화장실에서 습관으로 하면 좋다.
◇양손의 경혈을 1회 10초, 반복하여
　10회 정도 자극한다.

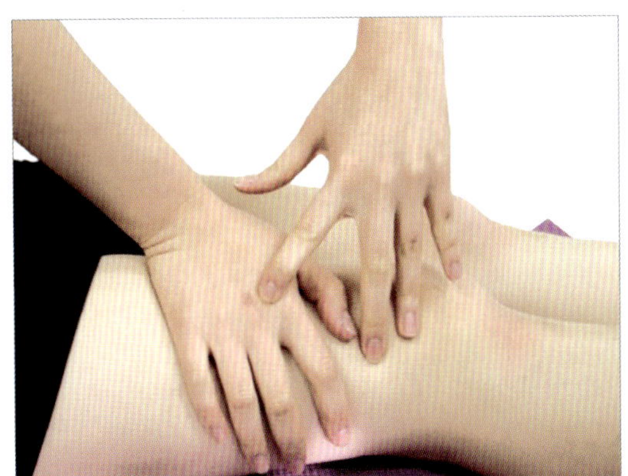

(5) 지구(支溝)

▷위치 손목의 가로주름에서 손가락 네 마디 떨어진 부분, 두 개의 근 사이

▷효과 소장 기능을 높이고 변비나 설
　사, 구토 등의 소화기계 질환에 효과
　가 있다.

◇경혈에 모지를 대고 남은 4개 손가
　락으로 팔을 감싸고 숨을 내쉬면서
　천천히 압박한다. 시원할 정도의 강
　도로 실시한다.
◇양손의 경혈을 1회 10초, 반복하여
　10회 정도 자극한다.

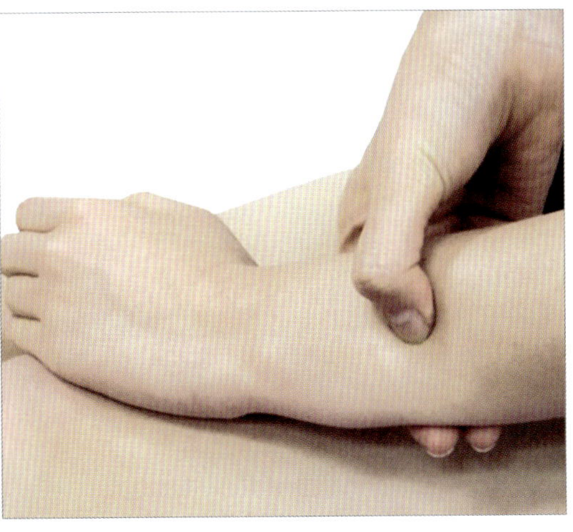

원인에 적절한 경혈을 선택

① 내관(內關)

▷위치 손바닥을 위로 하여 손목 중앙에서 팔꿈치 쪽으로 손가락
  세 마디 부분

▷효과 스트레스를 해소하고 장의 기능을 조절한다.

◇경련성 변비, 주로 정신적 스트레스로 생기는 변비(기체유형).

② 족삼리(足三里)

▷위치 다리 바깥쪽, 무릎 아래 움푹 들어간 곳에서 손가락 네 마디
  위치

◇이완성 변비, 고령자나 허약체질, 내장하수, 출산 후, 질병으로
  체력이 저하하고 있는 사람에게 많다(기허유형).

③ 합곡(合谷)

▷위치 엄지와 검지가 나누어지는 움푹한 부분

▷효과 변비를 다스림과 동시에 장을 자극하고 활성화시킨다.

◇직장성 변비, 바빠서 화장실에 못 가 노폐물이 장내에 쌓인다(대
  장기능 장해 유형).

직장 · 결장 부위

발 마사지로 변비를 치유하자

만성화되기 쉽고 방치하면 몸이 피곤하고 또 병의 원인이 되는 변비는 빨리 대처해야 한다. 가능한 한 약을 먹지 않고 먼저 생활습관을 바르게 하는 것을 시작으로 한다.

- 변의가 없어도 정해진 시간에 맞추어 화장실로 가는 습관을 기른다.
- 식이섬유가 많이 포함된 식사를 하도록 한다.
- 스트레스도 큰 원인의 하나이다. 자기 나름대로 해소법을 찾아 스트레스를 쌓아두지 않도록 주의한다.

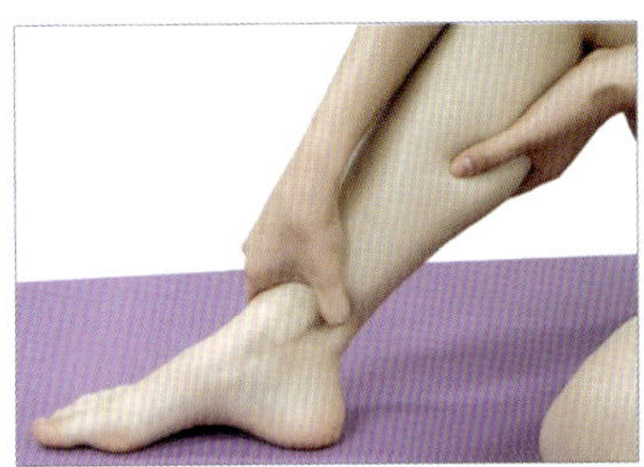

◇다리의 림프선을 자극한다.
◇양쪽 다리의 림프선을 실선과 같이 천천히 마사지한다.
◇다리의 직장 부분을 자극한다.

- 발바닥뿐만 아니라 복사뼈 위에서 종아리를 향한 부분도 결장 부위의 하나이다. 아래부터 위로 모지로 누르면서 올라가면서 미끄러지듯이 눌러준다. 발바닥 반사구도 함께 자극한다.
- 장의 활동을 활발하게 하고 변비 증상을 완화시킨다.
- 만성 변비일 때 발바닥의 반사구를 자극하는 것이 보다 효과적이다. 양쪽 발바닥 용천의 외측 결장 부위, 왼쪽 발바닥의 용천, 발뒤꿈치 부분보다 직장 부위를 자극하면 장의 활동이 활성화되며 증상을 완화시킨다. 오른발의 결장 부위에 모지를 대고, 왼발의 용천 주변을 자극한 후 왼발의 발꿈치까지 실선 방향으로 누르면서 주무른다.

7 설사

1) 장 기능이 너무 활발해도 설사를 한다.

설사는 스트레스나 장 기능저하 등 외에 장 운동이 너무 활발하여 내용물이 빠르게 통과하면 장에서 수분이 잘 흡수되지 못하고 배설되면 증상이 일어난다.

오장론에서는 비장, 신장, 간장, 장과 관계가 있다고 본다. 비장의 운행기능(음식물 소화, 흡수, 수송)이 실조하면 신장 기능이 약해지거나 스트레스로 '간기울체'(간의 원활한 활동이 저해된다)가 되어 비장 기능이 약해져서 장 기능장애를 초래하여 설사를 한다.

경혈마사지에서는 소화기능을 높이는 경혈을 자극하는데, 만성인 경우 매일 지속하는 것이 중요하다.

2) 설사에 효과적인 경혈

(1) 하리점(下痢点)

▷위치 손등 중심부에서 약간 약지 쪽으로 기운 부분. 설사를 할 때 여기를 누르면 강한 통증을 느낀다.

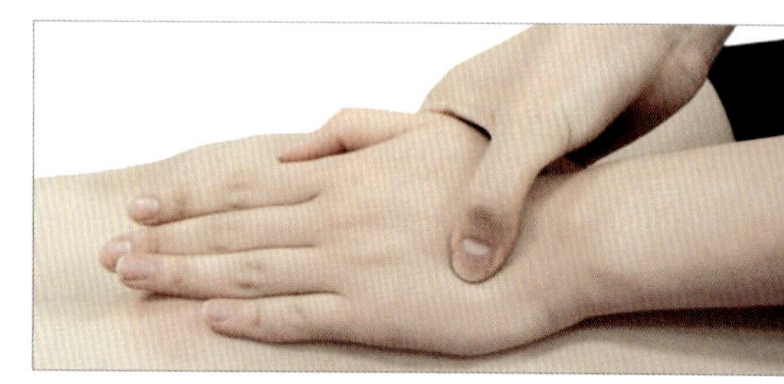

▷효과 이름 그대로 하리(설사)에 효과적인 경험경혈로, 여기를 자극하면 변의가 느껴진다.

◇모지를 경혈에 대고 세게 압박하여 주무른다.
◇양손의 경혈을 1회 6초, 반복하여 10회 정도 자극한다.

(2) 이내정(裏內庭)

▷위치 양 발바닥의 검지 부분

▷효과 소화기관의 기능을 정
  상으로 되돌려준다. 설사에
  효과적이다.

◇모지를 경혈에 대고 시원할
  정도로 압박하여 주무른다.
◇양쪽 경혈을 1회 10초, 반복
  하여 10회 정도 자극한다.

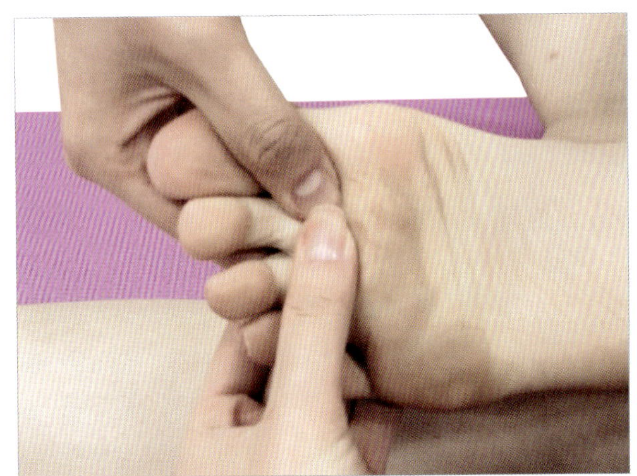

(3) 여태(厲兌)

▷위치 양쪽 발 검지 발톱 주변

▷효과 위의 경락 경혈로, 소화기계 기능을 높인다.

◇양쪽 발가락을 모지와 시지
  로 붙잡고 약간 아플 정도로
  압박하여 주무른다.
◇양쪽 경혈을 1회 1초, 반복하
  여 20회 정도 자극한다.

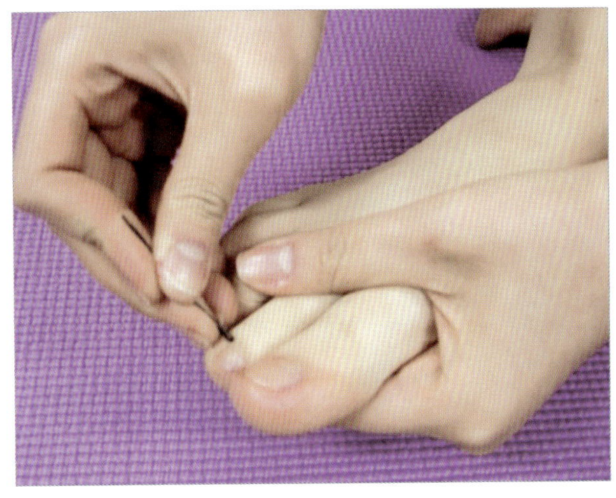

8 간 기능 저하

1) 간장의 스트레스는 기능저하와 피로를 초래한다!

간장은 혈액에 영양을 전달하고 인체의 해독작용을 관장하는 중요 장기이다. 강한 스트레스를 느끼거나 피로가 쌓이면 혈액의 질이 나빠지고 이를 회수해야 하기 때문에 간장의 오버워크로 인해 강한 피로감을 느끼게 된다. 간장기능이 저하하면 깨끗한 혈액이 잘 순환되지 않고 기력부족이나 어깨 결림, 불면이 생기고 해독작용이 약해져 안색이 검게 보이기도 하며, 그 상태가 오래 지속되면 검버섯으로 남게 된다.

2) 간장에 효과적인 경혈

(1) 태충(太衝)

▷위치 발의 엄지와 제2지 사이, 발등 약간 높이 올라온 부분

▷효과 간경이라는 경로에 속하는 경혈로, 이 경혈을 자극하면 간장질환에 수반되는 여러 증상을 완화한다.

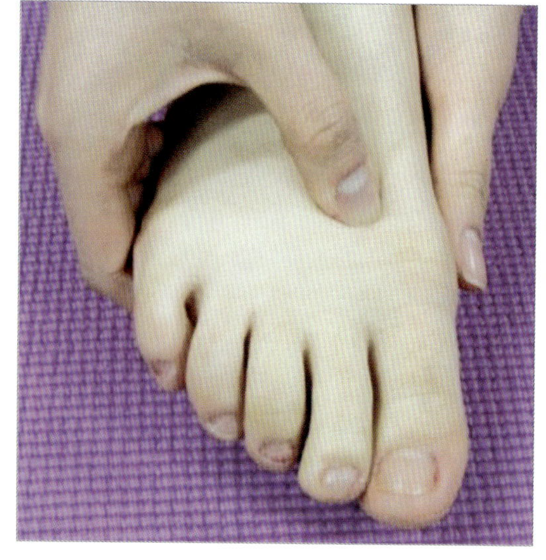

◇경혈에 모지를 세우고 강하게 압박한다. 좁은 장소이므로 헤어핀이나 펜 등으로 눌러
도 좋다.
◇양쪽 경혈을 1회 1초, 반복하여 20회 정도 자극한다.

간장, 담낭, 십이지장 반사구

▷위치 발바닥의 간, 담낭, 십이지장의 각 반사구는 아래 그림 참조

▷효과 발바닥은 '인체의 축소판'이라고도 하듯이 몸의 모든 기관의 경락이 모여 있다.

▶양손의 모지를 겹쳐 반사구 주변을 강하게 주
물러 풀어준다.

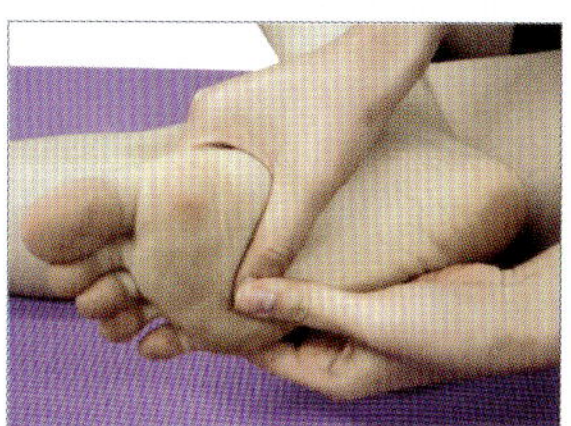

9 고혈압

1) 고혈압은 다양한 증상으로 나타나지만 자각증상이 없는 경우도 많다!

고혈압이란 '최고압 140mmHg 이상, 최저혈압 90mmHg 이하'를 기준으로, 이 상태가 지속되는 경우를 말한다. 증상으로는 두통이나 현기증, 귀울음, 어깨결림, 손발저림, 동계, 호흡곤란, 얼굴이나 손발 부종, 불면, 다한 등으로 나타난다. 증상이 진행되기까지는 자각증상이 없는 경우도 많다.

음양론과 장부변증론에 의하면 '간양상항(肝陽上亢)', 즉 신장 기능이 약해져 간을

자양할 수 없거나 간음(간의 기 부족)을 위해 간 기능을 컨트롤할 수 없어 흥분하게 된다고 본다. 장부의 음양 밸런스를 조절하면 고혈압은 서서히 회복된다.

2) 고혈압에 효과적인 경혈

(1) 백회(百會)

▷**위치** 두정부 거의 중앙, 양 귀 상단을 이은 선과 미간 중앙의 연장선이 교차하는 점

▷**효과** 전신의 증상을 완화시키고 고혈압으로 인한 현기증이나 머리가 띵한 두통, 두중감에 효과가 크다.

◇양손의 간지를 경혈에 대고 똑바로 아래를 향해 강하게 압박한다. 두피가 잘 움직이는 부분을 누르면 특히 효과적이다.

◇경혈을 1회 10초, 반복하여 10회 정도 자극한다.

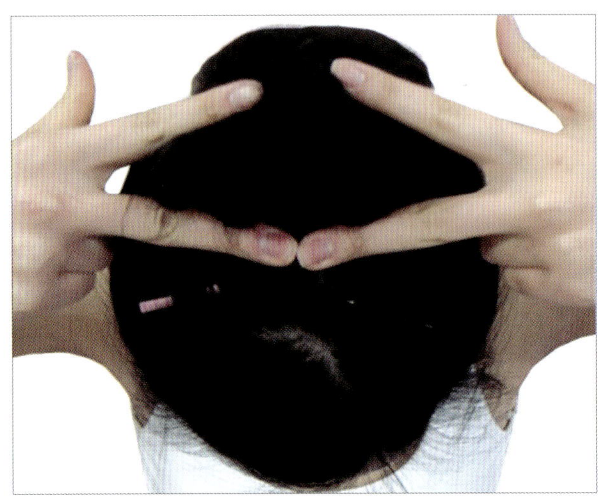

(2) 풍지(風池)

▷위치 목 뒤, 모발이 나기 시작하는 부근에서 2
개의 굵은 승모근 외측에서 약간 떨어진 움푹
한 부분

▷효과 머리의 혈행을 촉진시키는 효과가 있고
고혈압으로 인한 현기증이나 불쾌감을 완화시
킨다.

◇머리를 뒤에서 양손으로 감싸고 모지를 경혈에
대고 천천히 압박한다.
◇경혈을 1회 6초, 반복하여 10회 정도 자극한다.

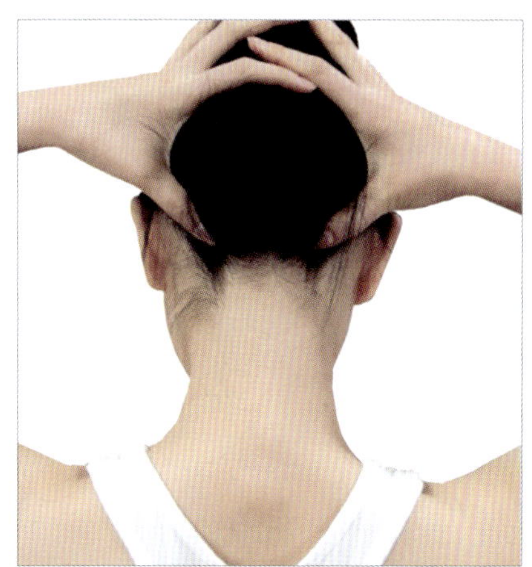

(3) 인영(人迎)

▷위치 목에서 좌우로 손가락 두 마디 부
분

▷효과 혈액순환을 조절하는 경혈로, 혈압
을 일시적으로 내릴 때 효과적이다.

◇시지와 간지를 경혈에 대고 목이 아프지
않을 정도로 힘을 조절하면서 부드럽게
압박한다. 좌우를 동시에 압박하지 말고
반드시 한쪽씩 실시하도록 한다. 체질에
따라 조절한다.

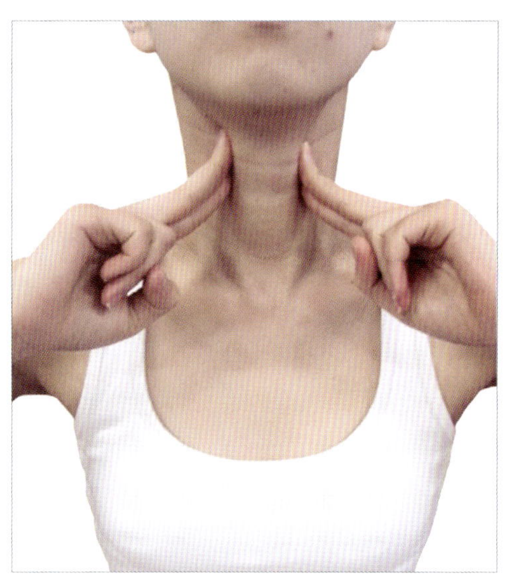

(4) 모지이강압점(母指裏降壓点)

▷**위치** 발바닥 엄지 밑 중앙

▷**효과** 자율신경 기능을 조절하고 혈행을 개선하여 고혈압에 효과가 있다.

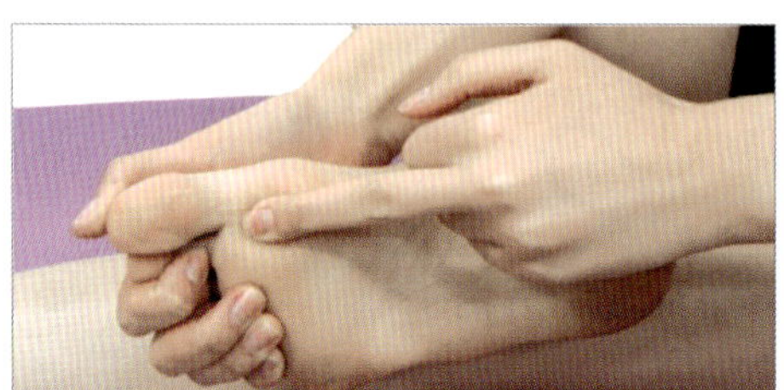

◇간지 끝을 세워 경혈에 대고 강하게 압박하여 주무른다.

◇양쪽 경혈을 1회 6초, 반복하여 10회 정도 자극한다.

(5) 태양(太陽)

▷**위치** 관자놀이 부근의 약간 움푹한 부분

▷**효과** 경혈 부위에는 정맥이나 신경이 분포하기 때문에 자극을 주어 혈행을 개선함으로써 자율신경을 조절하고 고혈압과 두통, 현기증에 효과적이다.

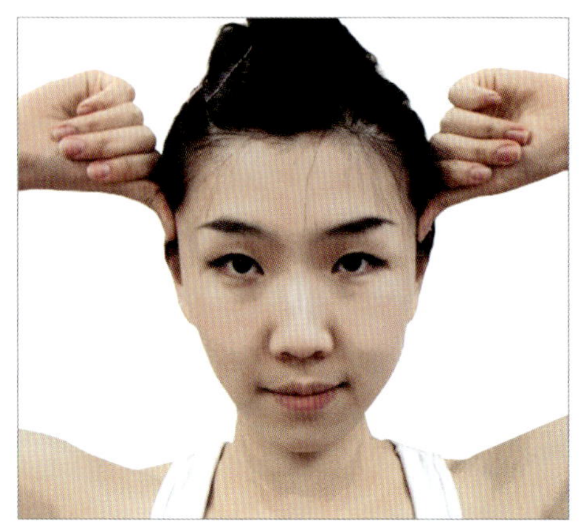

◇경혈에 모지를 대고 작은 원을 그리듯 압박하여 주무른다. 처음은 가볍게 시작하다가 서서히 힘을 주어 마지막에는 꾹꾹 압박을 가한다.

◇경혈을 1회 10초, 반복하여 10회 정도 자극한다.

(6) 신문(神門)

▷위치 귀의 상부, 삼각와의 내측 가운데 부분

▷효과 대뇌의 흥분을 억제하고 고혈압에 따른 두통을 완화한다. 스트레스를 해소하고 고혈압 예방과 치료에 효과가 있다.

◇헤어핀이나 볼펜을 경혈에 대고 힘을 조절하면서 압박한다.
◇좌우 귀의 경혈을 1회 1초, 반복하여 10회 정도 자극한다.

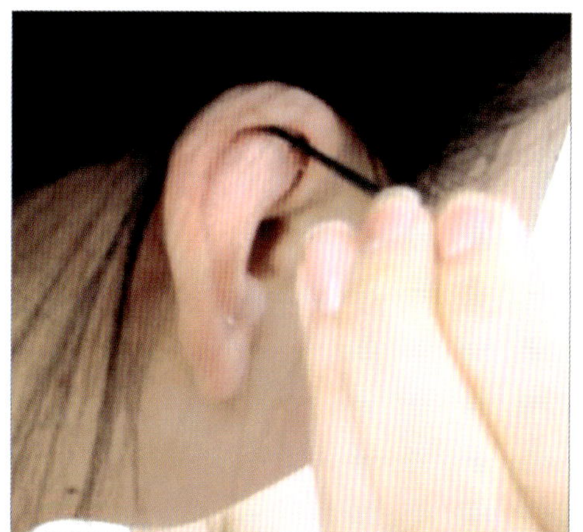

(7) 고혈압점(高血壓点)

▷위치 이주(耳珠) 앞에 있는 움푹한 부분

▷효과 대뇌의 흥분을 억제하고 통증을 완화한다. 또 스트레스를 해소하고 혈압을 내려주는 효과도 있다.

◇헤어핀이나 볼펜 등을 경혈에 대고 힘을 조절하면서 압박한다.
◇좌우 귀의 경혈을 1회 1초, 반복하여 10회 정도 자극한다.

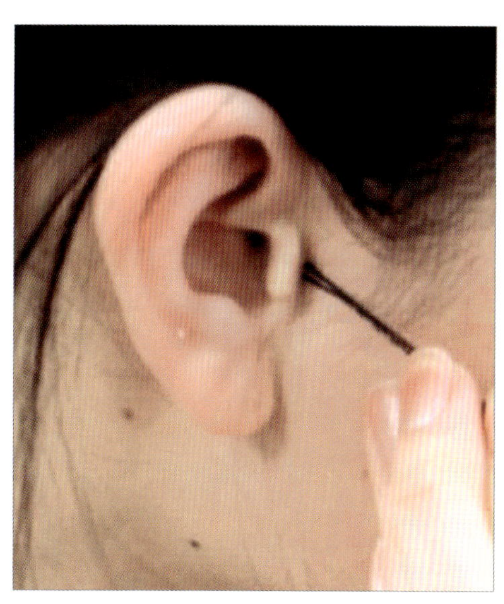

(8) 강압구(降壓溝)

▷위치 귓불 뒤쪽, 귓불을 따라 움푹한 부분

▷효과 경험경혈로 혈압을 내리는 효과가 있다.

◇귀 뒤쪽에 있는 경혈을 시지로 압박하고 귀를 따라 손가락을 미끄러지듯
 자극한다.

◇위에서 아래까지 10회 정도 반복한다.

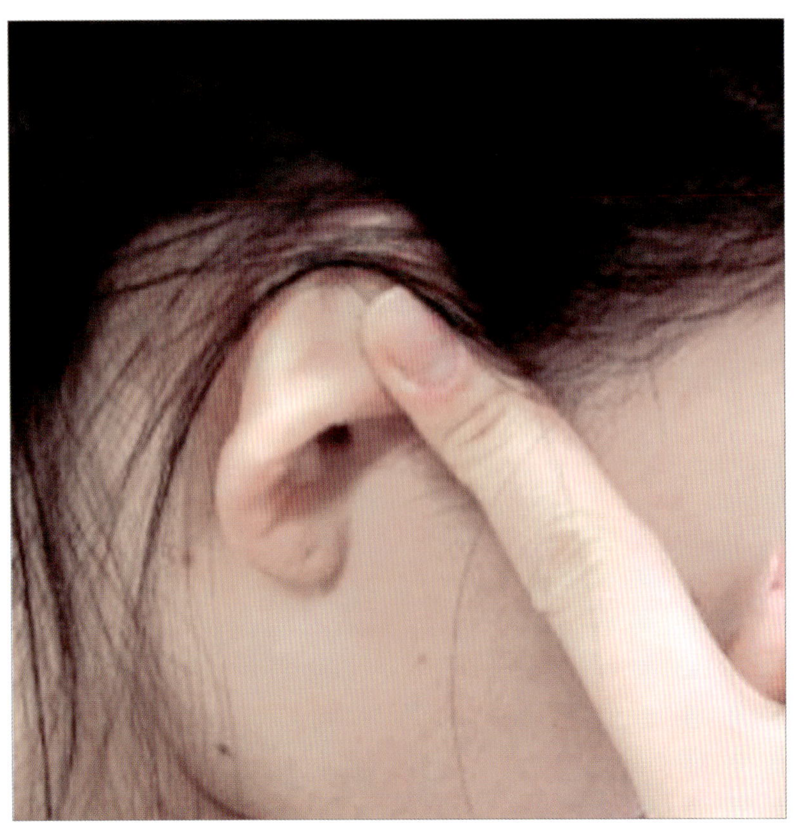

10 저혈압

1) 생활습관을 개선하여 기혈수의 밸런스를 조절한다!

혈압이 정상치보다 낮은 상태(일반적으로 최고혈압이 90mmHg, 최저혈압이 60mmHg 이하)로, 혈압이 낮아 일상생활에 지장이 있는 경우를 저혈압이라고 한다. 저혈압인 경우 심각한 증상이 없으나 두통, 현기증, 어깨결림, 식욕부진 등의 증상을 수반한다.

중의학에서는 '기허'나 '혈허'(몸의 에너지나 혈액이 부족하다), 혹은 '수체'(체내 수분 정체)가 있으면 혈류가 혼란스러워 일어나는 것으로 본다. 기혈수의 밸런스가 깨지면 우선 규칙적인 생활과 충분한 수면을 취하고 경혈마사지로 체질개선을 도모해야 한다.

2) 저혈압에 효과적인 경혈

(1) 외관(外關)

▷위치 손등을 위로 하여 손목 중앙에서 팔꿈치 쪽으로 손가락 세 마디 부분

▷효과 치유력이나 조정력을 높이고 릴랙스 효과와 함께 몸의 기능을 조절하여 저혈압과 어깨 결림에 효과가 있다.

◇엄지를 경혈에 대고 숨을 내쉬면서 천천히 압박한다.
◇양손의 경혈을 1회 6초, 반복하여 10회 정도 자극한다.

(2) 조압점(調壓点)

▷위치 양쪽 발바닥 중지 아래 부분
▷효과 혈행을 좋게 하고 혈압을 조절한다.

◇모지를 경혈에 대고 압박하여 주무른다.
◇양쪽 경혈을 1회 10초, 반복하여 10회 정도 자극한다.

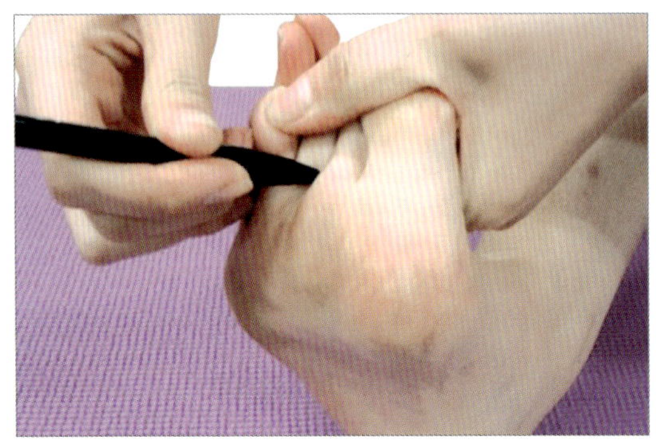

(3) 중완(中脘)

▷**위치** 배꼽과 명치 가운데, 배꼽에서 손가락 다섯 마디 위 부분
▷**효과** 음식물에서 기 흡수를 높이고 위장기능을 조절한다. 몸의 에너지를
보충하면 혈압이 올라간다.

◇양손의 간지를 겹쳐
경혈에 대고 천천히
압박한다. 숨을 내
쉬면서 서서히 힘을
가한다.
◇경혈을 1회 6초, 반
복하여 10회 정도
자극한다.

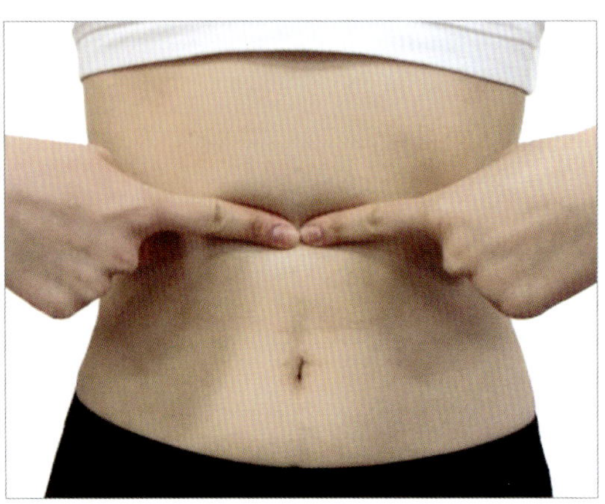

11 빈혈

1) 대추나 건자두로 부족한 혈을 보충하자

중의학에서 말하는 혈이 부족하면 빈혈이 일어난다. 혈허는 장부허손(심장, 비장 기능이 약해져서 생긴 전신 에너지 부족) 등으로 발생하는 경우가 많고, 많이 나타나는 증상은 갑자기 일어섰을 때 일어나는 현기증, 어지럼증, 두통, 피로감, 동계 등이다. 또 중증이 되면 손발톱이 갈라지는 경우도 있다.

또 '위가 혈을 만든다'고 하기 때문에 부족한 혈은 식사로 보충한다. 예로부터 '붉은 음식이 혈을 만든다'라고 하듯이 고기나 간은 물론, 대추나 건자두 등이 빈혈에 효과가 있기 때문에 많이 섭취하도록 한다.

2) 빈혈에 효과적인 경혈

(1) 족삼리(足三里)

▷위치 다리 바깥쪽, 무릎 아래 움푹 들어간 곳에서 손가락 네 마디 위치

▷효과 면역력을 증진시키고 몸의 활동 에너지를 방출하기 때문에 여러 빈혈 증상에 효과적이다.

◇모지나 간지를 사용하여 다소 통증을 느낄 정도로 압박하여 주무른다.
◇양쪽 경혈을 1회 6초, 반복하여 10회 정도 자극한다.

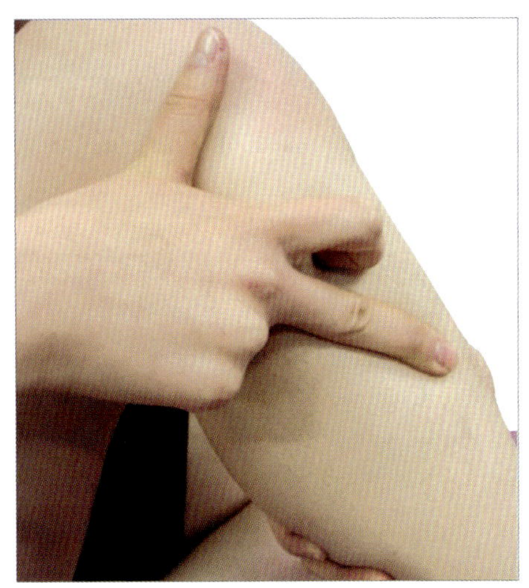

(2) 곡지(曲池)

▷**위치** 팔꿈치를 굽힐 때 생기는 움푹한 부분

▷**효과** 전신의 면역기능을 증진시키고 몸의 기능을 개선한다. 강장작용과 함께 빈혈에 효과적이다.

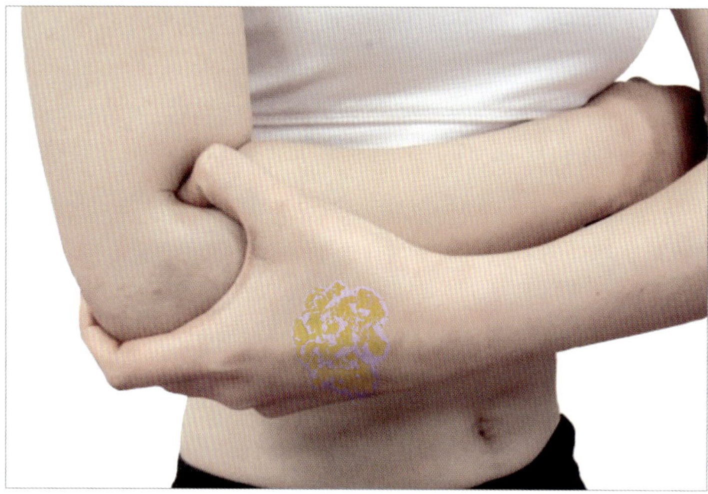

◇모지를 경혈에 대고 천천히 압박하여 주무른다. 누를 때에는 엄지를 세워 힘을 준다.

◇양손의 경혈을 1회 6초, 반복하여 10회 정도 자극한다.

12 당뇨병

1) 당뇨병의 3가지 유형

당뇨병은 만병의 근원이라고도 한다. 몸이 나른하고 입속이 마르며 시력이 떨어지는 당뇨 증상이 나타나면 요주의해야 하는 상태라고 할 수 있다.

장부학설에서는 폐, 비장, 신장의 기능이 혼란되면 '소갈'(당뇨)이 된다고 본다. 소갈에는 원인에 따라 입이나 목, 혀가 마르고 수분을 필요로 하는 폐 유형의 '상소(上消)', 왕성한 식욕으로 항상 공복감이 있는 비장 유형의 '중소(中消)', 허리가 뻐근하고 머리가 무거우며 체표면에 가려움이나 부스럼이 있는 신장 유형의 '하소(下消)' 등 3가지 유형이 있다. 각각의 원인이나 증상이 다르기 때문에 효과적인 경혈도 다르다.

2) 당뇨병에 효과적인 경혈

(1) 폐유(肺俞)

▷위치 제3흉추에서 좌우로 손가락 두 마디 정도에 있는 움푹한 부분

▷효과 유(俞)라는 것은 운륜(運輪)의 유라고도 하며, 막힌 기의 흐름 방향으로 운반하여, 폐 기능을 활성화하는 경혈. 폐 유형 당뇨병에 효과적이다.

◇양손의 간지를 경혈에 대고 압박한다. 양손으로 같이 압박하는 것이 어려우면 한손씩 교대로 자극해도 좋다.

◇좌우의 경혈을 1회 6초, 반복하여 10회 정도 자극한다.

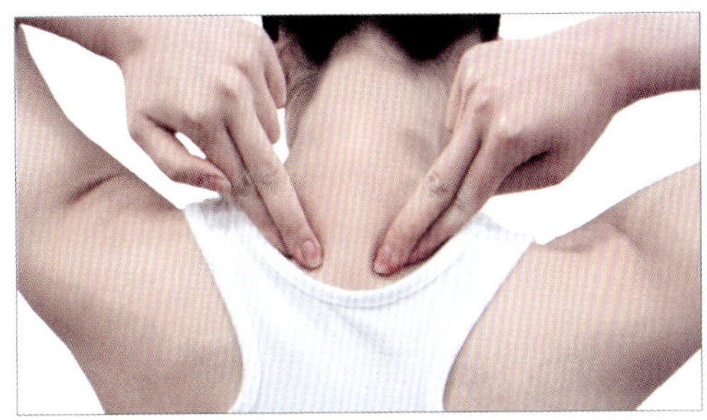

(2) 합곡(合谷)

▷**위치** 모지와 시지가 나뉘는 움푹한 부분

▷**효과** 합곡은 대장 경락에 있는 중요한 경혈이다. 장부변증론에 따르면 대장은 폐와 표리관계가 있는 것으로 본다. 때문에 합곡을 자극하여 폐 기능을 높이고 폐 유형인 당뇨병에 효과가 있다.

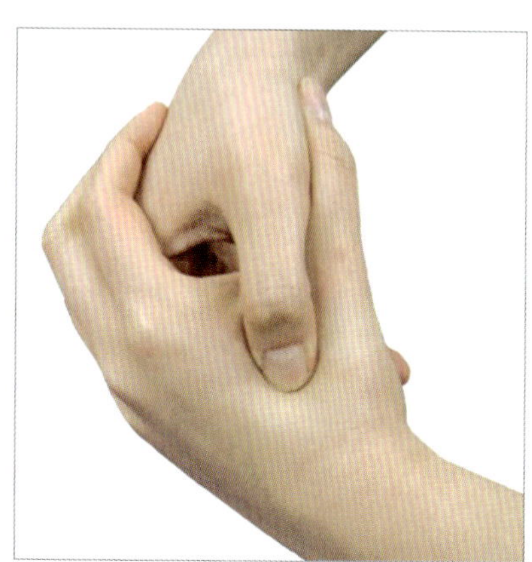

◇모지와 시지로 손을 잡고 모지를 경혈에 대고, 손끝이 등에 박힐 정도로 강하게 압박한다.

◇양손의 경혈을 1회 3초, 반복하여 10회 정도 자극한다.

(3) 삼음교(三陰交)

▷**위치** 안쪽 복사뼈 위에서 손가락 네 마디 올라간 뼈 뒤쪽

▷**효과** 비장, 간장, 신장 세 경락이 교차하는 중요한 경혈로, 비장, 신장 유형인 당뇨병에 효과적이다.

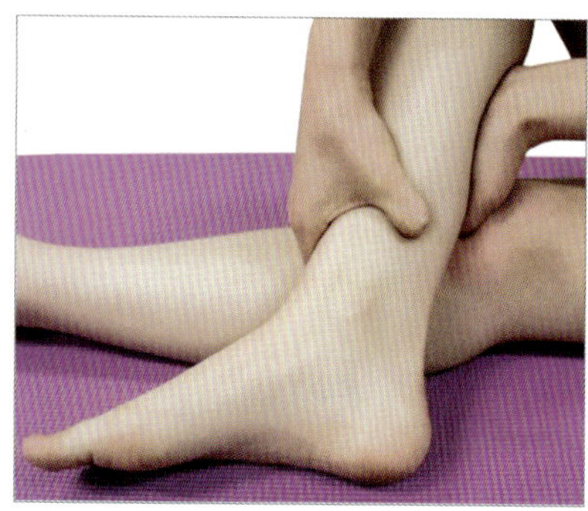

◇모지를 경혈에 대고 정강이뼈를 향해 손가락을 세워 강하게 압박한다.

◇양쪽 경혈을 1회 6초, 반복하여 10회 정도 자극한다.

(4) 족삼리(足三里)

▷**위치** 다리 바깥쪽, 무릎 아래
　움푹 들어간 곳에서 손가락
　네 마디 위치

▷**효과** 비장과 신장 기능을 높
　혀 이들 유형에 속한 당뇨병
　에 효과가 있다.

◇모지나 간지를 사용하여 다
　소 통증을 느낄 정도로 압박
　하여 주무른다.

◇양쪽 경혈을 1회 6초, 반복하여 10회 정도 자극한다.

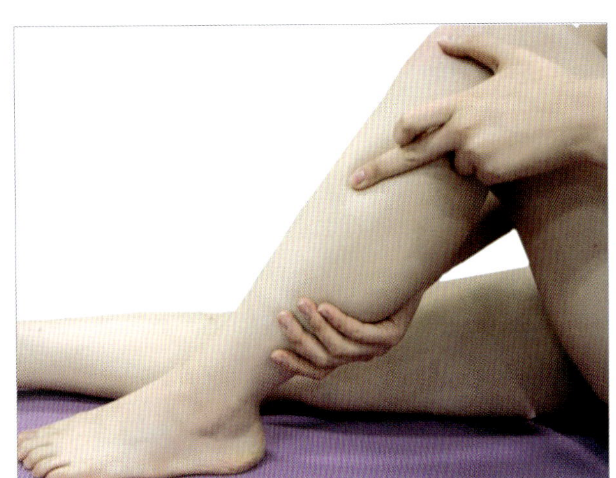

(5) 중완(中脘)

▷**위치** 배꼽과 명치 가운데, 배꼽에서 손가락 다섯 마디 위 부분

▷**효과** 음식물에서 기 흡수를
　높이고 위장기능을 개선하여
　내장의 컨디션을 조절한다.
　당뇨병 전반에 효과적이다.

◇양손의 간지를 겹쳐 경혈에
　대고 힘을 주어 천천히 압박
　한다.

◇경혈을 1회 10초, 반복하여
　10회 정도 자극한다.

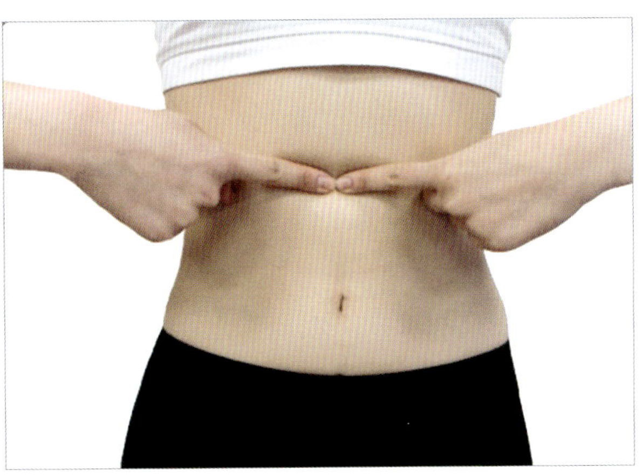

(6) 기해(氣海)

▷**위치** 배꼽 아래, 손가락 두 마디 부분

▷**효과** 기를 조절하여 장 컨
디션을 개선하는 경혈

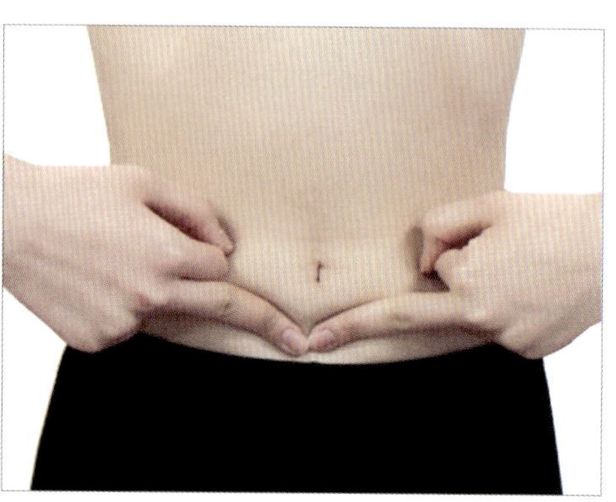

◇양손의 간지를 겹쳐 경혈
에 대고 힘을 주어 천천히
압박한다.
◇경혈을 1회 10초, 반복하
여 10회 정도 자극한다.

(7) 신유(腎兪)

▷**위치** 허리 높이에 있는 척추(제2요추) 중심에서 손가락 두 마디 바깥 부분

▷**효과** 체력증강, 건강의 기본이 되는 신장기능을 활성화하는 경혈로, 여러
증상에 효과가 있고, 몸 전체의 컨디션을 조절한다.

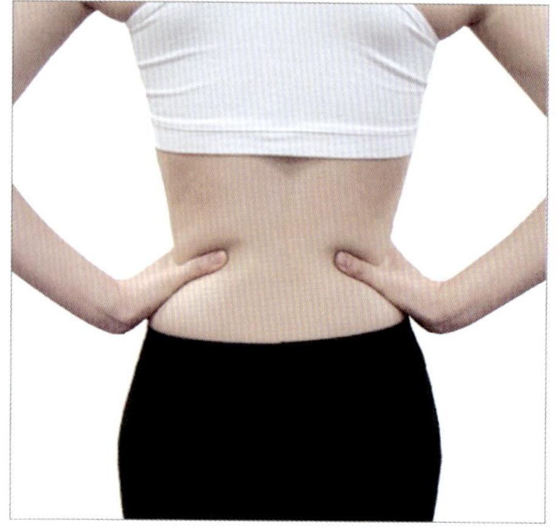

◇양손을 허리에 대고 경혈
부분을 모지로 압박하여 주
무른다. 통증이 심할 때에
는 너무 세게 주무르지 않
는다.
◇경혈을 1회 6초, 반복하여
10회 정도 자극한다.

(8) 지기(地機)

▷위치 안쪽 복사뼈 위, 손가락 열 두 마디 부분, 또는 무릎 뒤 가로주름에서 손가락 다섯 마디 아래 부분

▷효과 전신에 에너지를 순환시켜 권태감, 피로감을 해소하는 경혈. 내장 기능을 높여 조혈기능이나 신진대사를 개선한다. 당뇨병에 의한 전신의 부조를 개선한다.

◇모지를 경혈에 대고 압박하여 주무르는데, 이 위치를 알아내기 힘들기 때문에 손끝을 모아 경혈에 대고 넓은 범위를 지압해도 좋다.

◇양쪽 경혈을 1회 6초, 반복하여 10회 정도 자극한다.

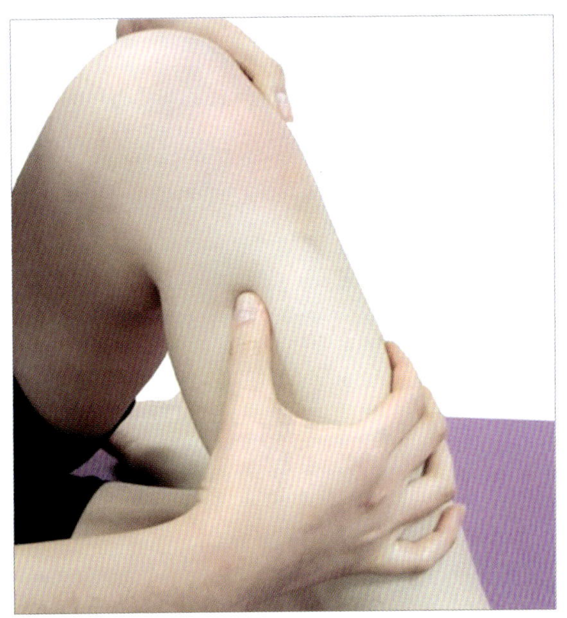

인슐린 분비를 촉진하는 경혈

귀에는 신장의 기능을 활성화하는 경혈이 있어 신장기능을 활발히 하여 인슐린 분비를 촉진시키고 당대사를 개선할 수 있다.

▶신문, 췌구 경혈을 각 경혈마다 1회 1~2분, 하루 2~3회 자극한다. 헤어핀 등을 경혈에 대고 너무 강하지 않게 힘을 조절하면서 압박하면 좋다.

13 동맥경화

1) 생활습관병과 관계가 깊고 예방이 중요하다

동맥경화란 그 자체는 질병이 아니고 변화한 혈관상태를 가리킨다. 중대한 생활습관병(심근경색이나 뇌경색 등의 혈관장해)과의 관계가 깊기 때문에 무엇보다 예방이 중요하다. 또 고지혈증이나 고혈압, 당뇨병, 비만 때문에 동맥경화가 일어나므로 이러한 증상이 있는 경우 예방을 위해서라도 경혈마사지를 실시하면 좋다.

기혈수론에 의하면 '기체'나 '어혈', '수체' 때문에 혈관으로 혈액이 원활히 흐르지 못하면 동맥경화를 일으키기 쉽다. 식생활이나 생활습관을 고쳐 기, 혈, 수의 흐름을 개선하자.

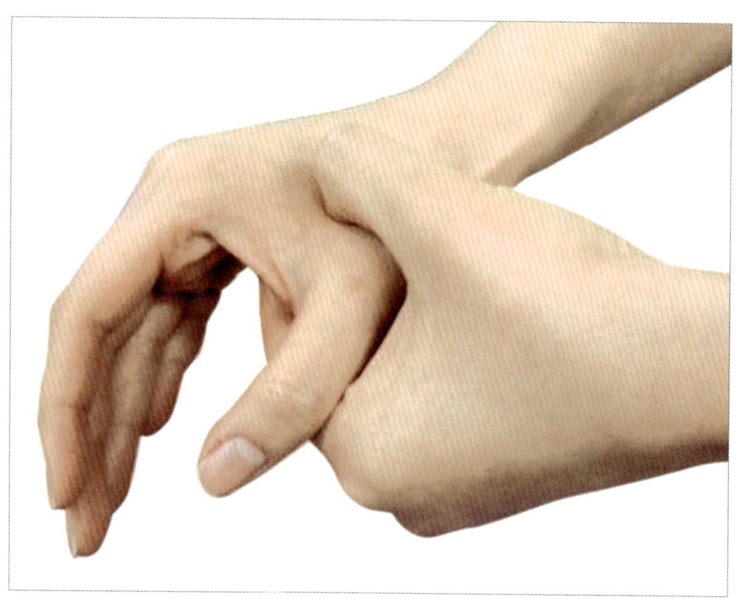

2) 동맥경화에 효과적인 경혈

(1) 내관(內關)

▷위치 손바닥을 위로 하여 손목 중앙에서 팔
꿈치 쪽으로 손가락 세 마디 부분

▷효과 내관의 '내'는 내장을 뜻하며 내장치
료에 중요한 경혈이다. '심장은 혈맥을 담
당한다'고 하며, 혈행 장해를 비롯한 여러
가지 증상에 효과가 있다.

◇모지를 경혈에 대고 약간 강하게 압박한다.
양손의 경혈을 1회 6초, 반복하여 10회 정
도 자극한다.

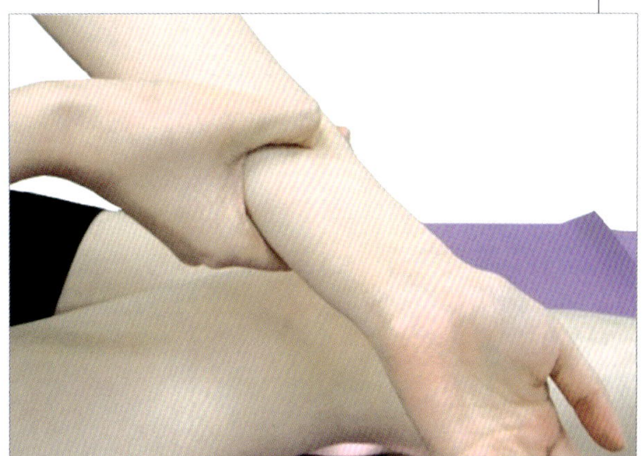

(2) 합곡(合谷)

▷위치 모지와 시지가 나뉘는 움푹한 부분

▷효과 동맥경화에 의한 두통, 현기증, 귀울음
등의 증상을 개선시킨다.

◇모지와 시지로 손을 잡고 모지를 경혈에 대
고, 손끝이 손등에 박힐 정도로 강하게 압박
한다. 양손의 경혈을 1회 6초, 반복하여 10
회 정도 자극한다.

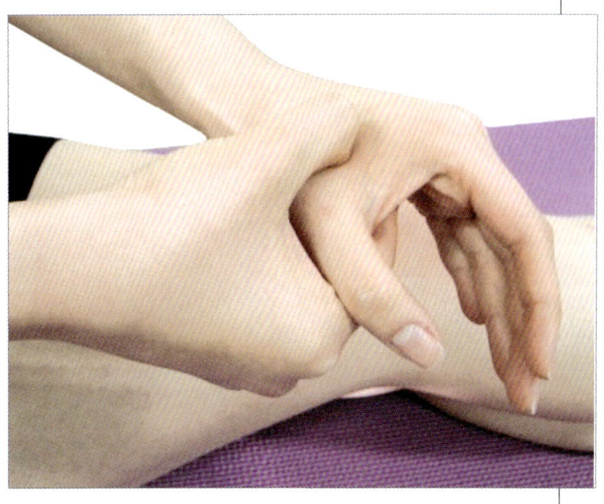

14 동계

1) 과로나 스트레스를 해소하자

평상시에 의식하지 못하는 심장운동을 불쾌감과 함께 자각하는 것이 동계이다. 자주 '심장이 두근두근한다', '가슴이 갑자기 조인다'와 같은 말로 표현할 수 있다. 격한 운동 후도 아니고 정신적인 동요도 없는데 동계가 일어나는 경우는 심장이나 순환기계 질환을 의심할 수 있다. 현기증, 불면, 불안과 같이 증상은 여러 가지이지만 원인으로는 심신의 과로나 스트레스 등을 꼽을 수 있다.

동계는 '심장'과 관계가 있다. 예를 들면 '심기허'나 '심혈허'(심장의 기혈이 부족하다) 외에 '간기울체'(간으로 흐르는 기가 막힌다)의 경우도 동계를 일으키는 원인이 된다.

2) 동계에 효과적인 경혈

(1) 노궁(勞宮)

▷**위치** 주먹을 쥘 때 간지와 약지 끝이 손바닥에 닿는 부근, 손바닥 중앙

▷**효과** 기의 순환을 돕고 스트레스를 완화시켜 심장의 과잉기능을 억제한다.

◇모지를 경혈에 대고 숨을 내쉬면서 천천히 압박한다.
◇양손의 경혈을 1회 10초, 반복하여 10회 정도 자극한다.

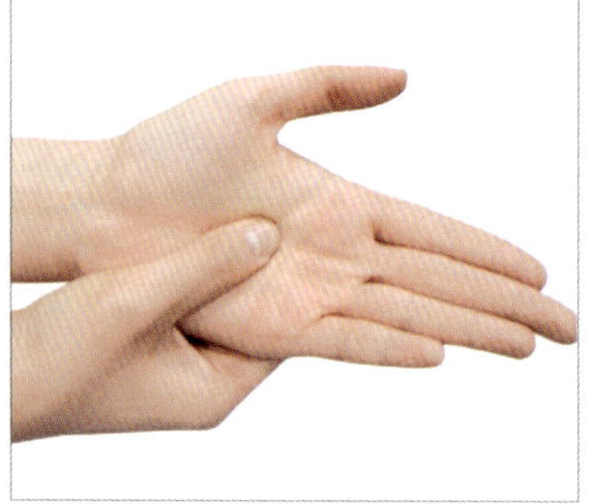

(2) 신문(神門)

▷**위치** 손목 소지 쪽의 작고 둥근 뼈 바로 아래에 있는 움푹한 부분

▷**효과** 심장으로 지나는 기의 출입구로, 심장기능을 높이고 동계를 완화시켜 준다.

◇반대쪽 손의 모지로 경혈을 압박하고 아프지 않을 정도로 압박한다. 작은 경혈이므로 볼펜으로 사용해도 좋다.

◇양손의 경혈을 1회 10초, 반복하여 10회 정도 자극한다.

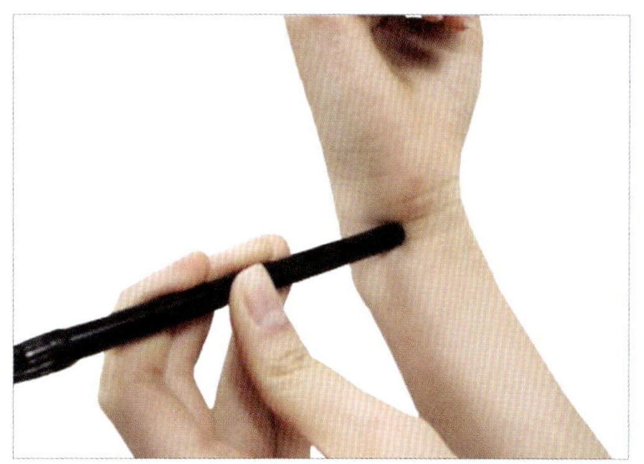

(3) 소충(少衝)

▷**위치** 양손의 소지, 약지 측 손톱 아래

▷**효과** 소장에 효과가 큰 경혈로, 동계를 치료하는데 효과적이다.

(4) 소택(少澤)

▷**위치** 양손의 소지 아래 바깥 부분

▷**효과** 소충과 함께 심장에 효과가 있는 경혈로, 동계에 효과가 있다.

◇모지와 시지 손끝으로 소충과 소택을 동시에 잡고 자극한다.

◇양손의 경혈을 1회 6초, 반복하여 10회 정도 자극한다.

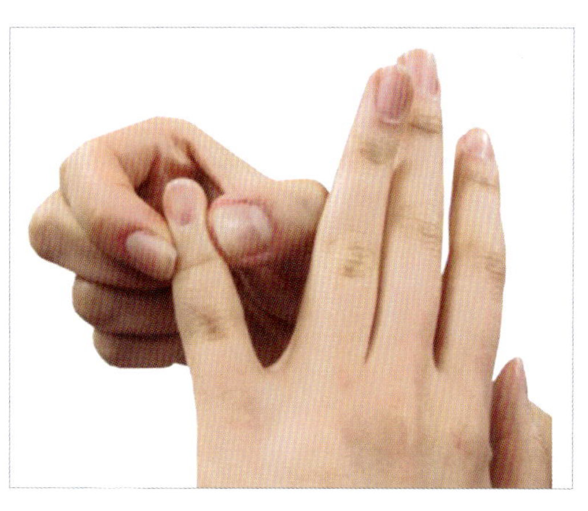

15 현기증

1) 원인이 되는 질병이 없으면 간과 신장의 밸런스를 조절한다!

현기증은 몸이 흔들리고 공중에 붕 뜬 것 같거나 비틀거리고 눈앞이 갑자기 흐려지는 증상이다. 심신의 피로나 안정피로와 같은 가벼운 증상부터 중추신경, 심장이나 혈관계 질병까지 그 원인은 여러 가지이다. 여성의 경우 잘못된 다이어트에 의한 철분부족이 원인으로, 빈혈에 따른 현기증이 일어나는 경우도 있다.

장부변증론에 의하면 '신허'(신장기능이 약해 있다) 또는 '간양상항'(간을 억제하는 힘이 부족하고 간장기능이 너무 활발해져 있는 상태)의 경우에 일어나므로 간 유형이나 신장 유형인 사람은 주의가 필요하다.

2) 현기증에 효과적인 경혈

(1) 소지첨(小指尖)

▷위치 발의 소지 선단

▷효과 몸의 가장 아래에 있는 경험 경혈로, 간 기능을 억제하여 현기증이나 고혈압을 안정시키는 효과가 있다.

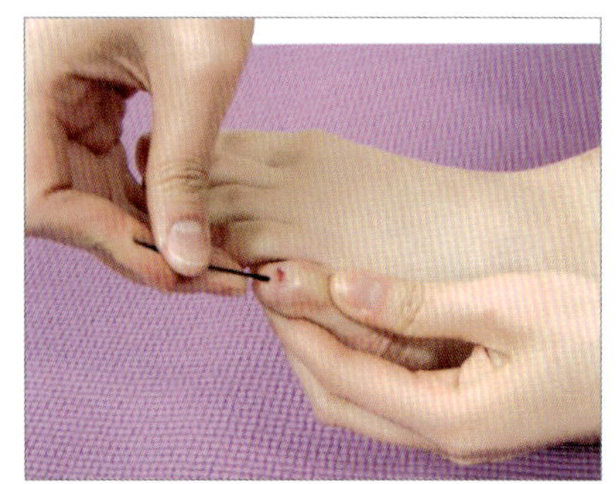

◇자극하는 발과 같은 쪽 손의 모지나 시지로 압박

한다. 헤어핀이나 마사지 도구 등을 사용하면 간편하게 효과적인 자극을 할 수 있다.
◇양쪽 경혈을 1회 3초, 반복하여 10회 정도 자극한다.

(2) 태충(太衝)

▷위치 발의 모지와 제2지 사이, 발등 약간 높이 올라
온 부분

▷효과 간경에 속하는 경혈로, 이 경혈을 자극하면 간
에 기능하여 흥분한 간의 기능을 억제하고 현기증에
도 효과적이다.

◇경혈에 모지를 대고 강하게 압박한다. 좁은 부위이
므로 헤어핀이나 마사지 도구로 압박해도 좋다.
◇양쪽 경혈을 1회 6초, 반복하여 10회 정도 자극한다.

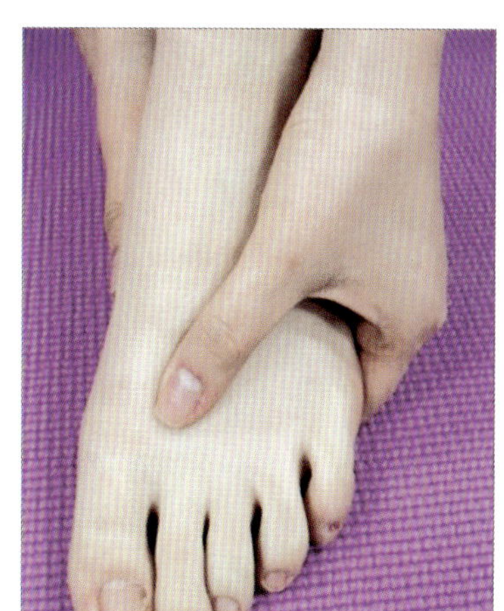

(3) 현훈점(眩暈点)

▷위치 대이륜과 대이주를 나누는 도랑의 약간 뒤 하
단에서 딱딱한 부분

▷효과 내이에서 일어나는 현기증에 특효혈인 경험경
혈이다.

◇거울을 보면서 시지 손끝이나 헤어핀 등을 사용하여
경혈 주변을 자극하여 가장 아픈 부위을 압박한다.
◇양쪽 경혈을 1회 6초, 반복하여 10회 정도 자극한다.

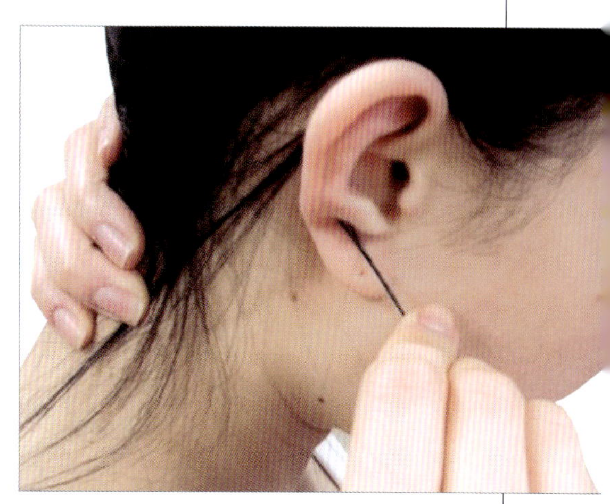

16 방광염

1) 여성 방광염에는 하반신 냉증이 최대의 적!

방광염은 방광이 세균에 감염되어 염증이 생겼을 때와 소변을 너무 참거나 허리가 차가울 때 나타나는 질병으로, 여성에게 많이 나타나는 질병 중 하나이다. 갑자기 빈뇨가 있거나 배뇨 시에 통증을 느끼고, 잔뇨감이 있거나 소변이 탁하거나 혈이 비치는 증상이 나타난다. 급성일 경우는 오한이나 발열을 수반한다.

중의학에서는 방광 기능은 신장의 수분대사기능과 관계가 있다고 본다. 때문에, 신장 기능을 활성화함으로써 방광의 배뇨기능을 높이고 수분대사를 촉진하여 염증을 치료한다.

냉증에서 오는 방광염에는 허리를 따뜻하게 하는 것이 좋다.

2) 방광염에 효과적인 경혈

(1) 중극(中極)

▷**위치** 배꼽에서 손가락 다섯 마디 아래 부분

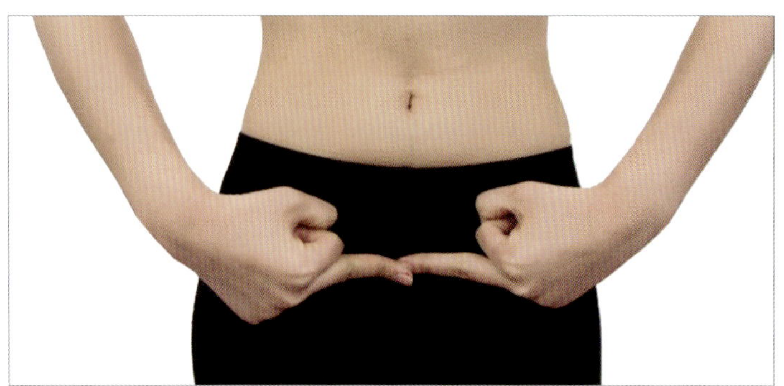

▷효과 비뇨기계 증상을 완화해주는 경혈로, 방광의 저항력을 높이고 염증을 빨리 치료한다. 빈뇨에도 효과적이다.

◇양손의 간지를 겹쳐 경혈에 대고 숨을 내쉬면서 천천히 압박한다. 따뜻하게 해도 효과적이다.

◇경혈을 1회 10초, 반복하여 10회 정도 자극한다.

(2) 방광유(膀胱俞)

◇양손의 모지를 경혈에 대고 약간 강하게 압박하여 주무른다. 빈뇨 증상이 있는 경우는 허리 전체를 가볍게 마사지하면 더욱 효과적이다.

◇경혈을 1회 6초, 반복하여 10회 정도 자극한다.

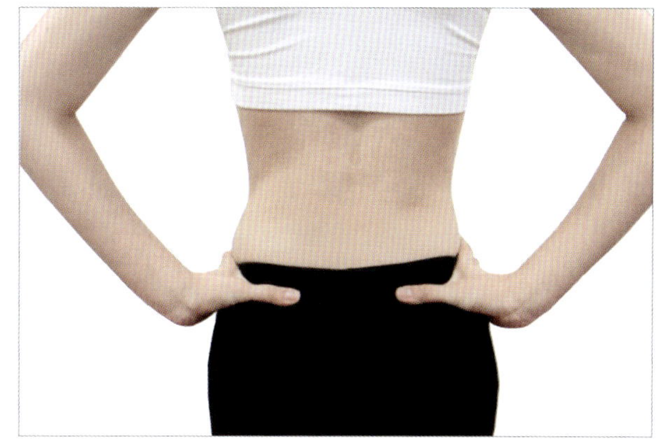

◇패트병에 따뜻한 물을 넣고 허리 부분에 대고 따뜻하게 해도 좋다.

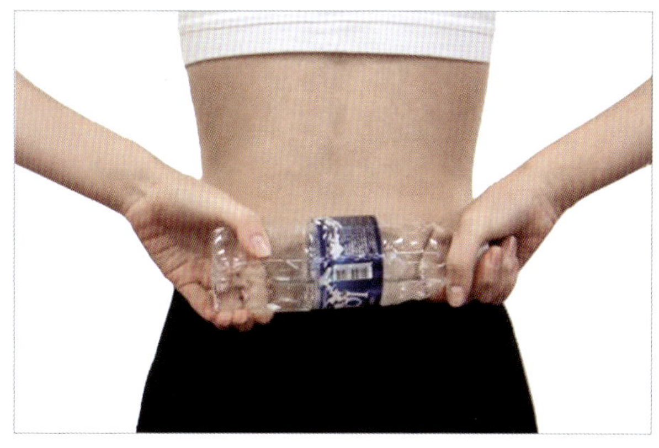

17 요실금

1) 몸을 따뜻하게 하고 적절한 수분섭취를!

요실금이란 배뇨 기능의 트러블로 인해 제대로 기능하지 못하는 상태를 말한다. 빈뇨(하루 10회 이상)나 밤에 화장실에 가려고 일어나므로 쉽게 피로하며 무릎에서 아래로 탈력감을 느끼는 증상이 있다. 연령이 높아지거나 출산에 인해 요도의 근력 쇠퇴, 방광염, 결석 등에 따른 요도 기능저하, 스트레스 등이 원인이 되어 나타난다.

중의학에서는 방광염과 마찬가지로 '신장'과 '방광' 기능이 실조하면 발생하는 것으로 본다. 때문에 몸을 차갑게 하지 않도록 주의한다. 또 요실금이 있다고 해서 수분섭취를 피하지 말고 따뜻한 음식물을 섭취하는 것도 중요하다.

2) 요실금에 효과적인 경혈

(1) 곡골(曲骨)

▷위치 배꼽 아래 약 손가락 여섯 마디 부분. 치골 상단

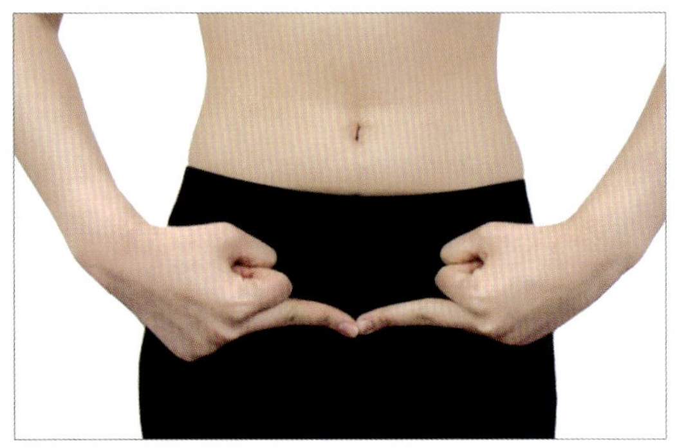

▷**효과** 방광기능을 조절하고 배뇨 증상에 효과가 있어 요실금 증상을 완화한다.

◇양손의 간지 끝을 겹쳐 경혈에 대고 숨을 내쉬는 타이밍에 맞추어 약간 비스듬히 아래로
  천천히 누른다. 경혈이 방광 근처에 있기 때문에 마사지 전에 배뇨를 해 두도록 한다.
◇경혈을 1회 10초, 반복하여 10회 정도 반복한다.

(2) 삼음교(三陰交)

▷**위치** 안쪽 복사뼈 위에서 손가락 네 마디 올라간 뼈 뒤쪽
▷**효과** 비장, 간장, 신장 등 3개 경락이 교차하는 중요한 경혈로, 수분대사를 조절하고 장기
  의 에너지를 높인다. 요실금의 치료와 예방에 효과가 있다.

◇모지를 경혈에 대고
  정강이뼈를 향해 강
  하게 압박한다.
◇양쪽 경혈을 1회 6
  초, 반복하여 10회
  정도 자극한다.

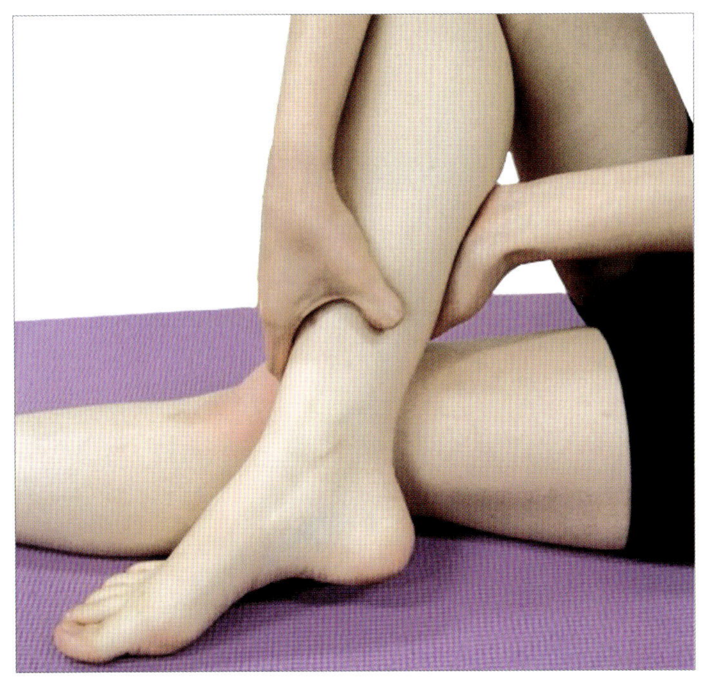

18 신장병

1) 빈번한 부종이나 방광염에 주의한다

신장병이란 신장기능이 저하하여 신장에서 여과, 배출해야 할 노폐물이 체내에 남아 생기는 질병이다. 가벼운 정도라면 증상이 나타나지 않지만, 얼굴이 붓거나 방광염을 반복하는 증상이 있는 사람은 신장이 약해져 있을 가능성이 있다.

중의학에서 말하는 '신'은 신장 뿐 아니라 비뇨기나 생식기, 호르몬계를 포함한다. 신장을 활성화하는 경혈 마사지로 증상을 완화할 수 있다.

또 신장기능이 약하여 피로나 나른함을 느끼는 경우 발바닥의 용천을 압박하고 주무르는 것도 효과적이다.

2) 신장병에 효과적인 경혈

(1) 신유(腎俞)

▷위치 허리 높이에 있는 척추(제2요추) 중심에서 손가락 두 마디 바깥 부분

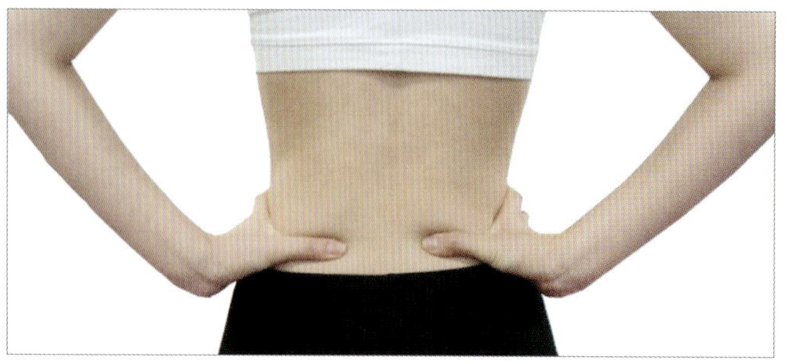

▷효과 체력증강, 건강의 기본인 신장기능을 활성화시키는 경혈로, 여러 증상에 효과가 있으며 몸 전체의 컨디션을 조절한다.

◇양손을 허리에 대고 경혈을 모지로 압박하여 주무른다. 아플 때에는 너무 세게 주무르지 않는다.
◇경혈을 1회 6초, 반복하여 10회 정도 자극한다.

신장, 방광, 수요관 반사구

◎ **신장**

▷위치 제2, 제3지 사이와 복사뼈를 잇는 선의 발바닥에 있는 제2, 제3지 전방에서 1/3 지점

▷효과 신장기능을 활성화시키고 신장병 외에 방광염, 요도염, 요로결석 등, 비뇨기계 질병에 효과가 있다.

◎ **방광**

▷위치 발바닥에 있는 복사뼈 안쪽 부분

▷효과 방광기능을 조절하고 방광염, 요도염 등에 효과가 있다.

◎ **수요관**

▷위치 발바닥의 신장 반사구와 방광 반사구를 잇는 라인

▷효과 수요관 염증, 결석에 효과가 있다.

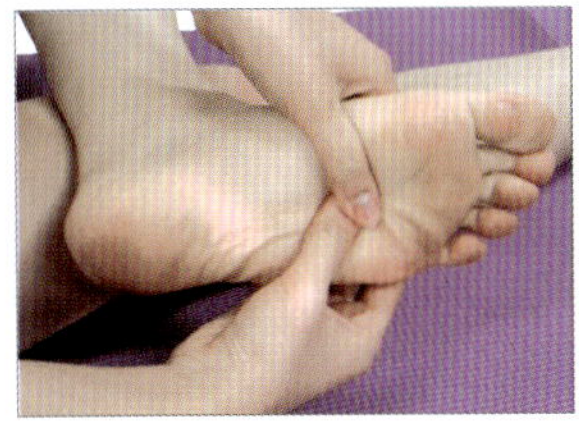

◇처음에는 발끝에서 허벅지까지 발 전체를 주물러 풀어준 후, 양손의 모지를 겹쳐 힘을 주면서 발바닥의 신장에서 수요관, 방광을 딱딱한 부분을 풀어주듯이 주무른다.
◇순서대로 3초씩 압박한다.

4. 눈, 코, 귀, 입, 목

1 눈의 피로

1) 오장의 정기를 주입하여 눈의 피로를 빨리 해소하자

PC 모니터를 장시간 바라보며 눈을 혹사하고 눈의 피로를 호소하는 사람이 늘고 있다. 피로한 눈(안정피로)은 눈의 통증, 가려움, 눈부심, 눈물, 충혈, 어깨결림, 두통 같은 여러 증상을 초래한다.

중의학에서는 '오장 중에 축적되어 있는 정기는 모두 경락을 통해 눈에 주입되고 정기의 힘에 따라 잘 보일 수 있다' 라고 한다. 눈의 피로는 육체적, 정신적 피로나 수면부족 등을 원인으로 들고 있다. 경혈마사지로 오장 기능을 높이고 '기'를 충실히 하여 눈의 피로를 해소한다.

2) 눈의 피로에 효과적인 경혈

(1) 찬죽(攢竹)

▷**위치** 눈썹 안쪽에 있는 움푹한 부분

▷**효과** 경혈이 안와에 있어 눈의 혈류를 개선하기 때문에 눈의 피로나 충혈, 시력저하, 통증에 효과가 크다.

◇양손의 시지를 경혈에 대고 숨을 내쉬면서 양

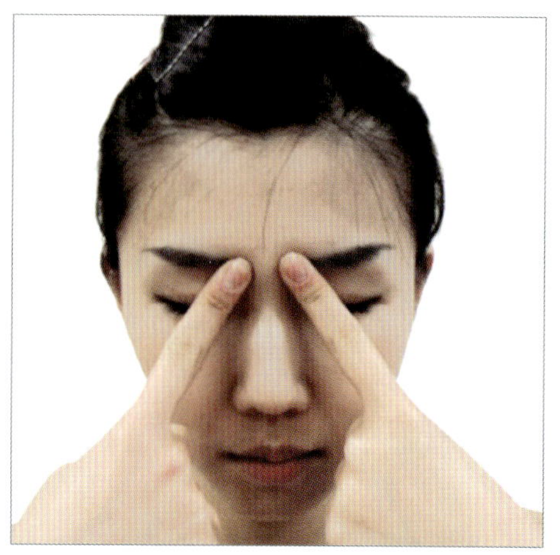

쪽을 같이 천천히 압박한다.

◇경혈을 1회 3초, 반복하여 10회 정도 자극한다.

(2) 태양(太陽)

▷위치 좌우 눈 꼬리와 눈썹 끝을 이은 선의 중간에서 뒤로 모지 한 개 위치의 움푹한 부분

▷효과 눈의 피로나 눈의 여러 증상에 효과적인 경혈이다.

◇모지를 경혈에 대고 작은 원을 그리듯 압박하여 주무른다. 처음은 가볍게 실시하다 서서히 힘을 주다가 마지막에는 다소 세게 압박한다.

◇경혈을 1회 6초, 반복하여 10회 정도 자극한다.

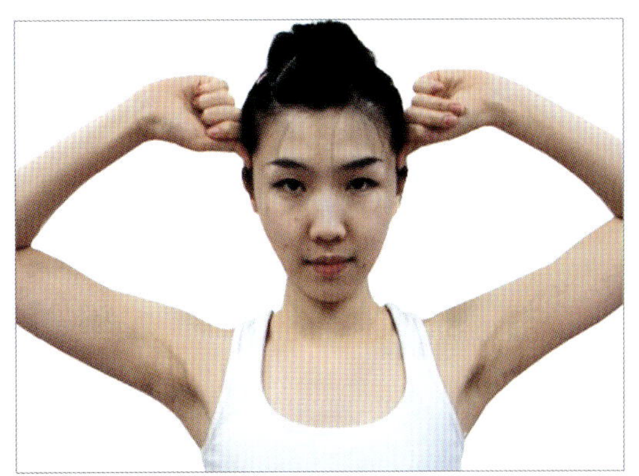

눈 반사구

▷위치 양 발바닥 제2지와 3지 주변. 오른발에 왼쪽 눈, 왼발에 오른쪽 눈의 반사구가 있다.

▷효과 눈의 피로나 침침함, 눈의 건조함을 완화시킨다.

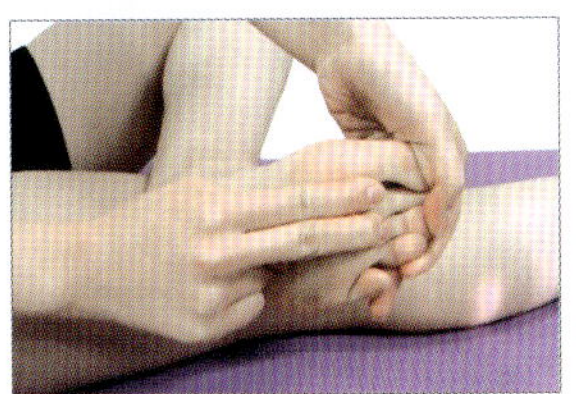

◇시지와 간지를 경혈에 대고 좌우를 1~2분씩, 약간 아플 정도로 압박하여 주무른다.

◇양쪽 경혈을 1회 6초, 반복하여 10회씩 자극한다.

2 침침한 눈

1) 기의 부족이 눈을 침침하게 만든다

침침한 눈은 노화에 따라 눈의 수정체가 탁해지거나 사물이 침침하게 보이는 상태이다.

중의학적으로는 이 상태를 '신허'라고 한다. '눈의 피로'에서 소개한 바와 같이 눈에는 전신의 '기'가 모이기 때문에 기가 부족하면 눈이 침침해진다고 본다. 오행론에 의하면 눈은 '간'과 관계가 있다. 간이 약해 간혈이 부족하면 눈에 필요한 영양이 전달되지 않아 눈이 침침해지는 것으로 본다. 눈과 함께 '신장'이나 '간장'에 효과 있는 경혈을 자극하여 증상을 완화시키자.

2) 침침한 눈에 효과적인 경혈

(1) 청명(晴明)

▷위치 코의 근원과 눈 구석 안쪽의 움푹한 부분

▷효과 눈을 촉촉하게 하고 시력을 회복시키는 경혈로, 침침한 눈이나 안정피로, 눈의 충혈 등에도 효과가 있다.

◇모지와 시지를 좌우 경혈에 대고 천천히 압박하여 주무른다. 경혈에 댄 손을 4~5초 걸쳐 밀어내리고 마찬가지로 밀어올린다.

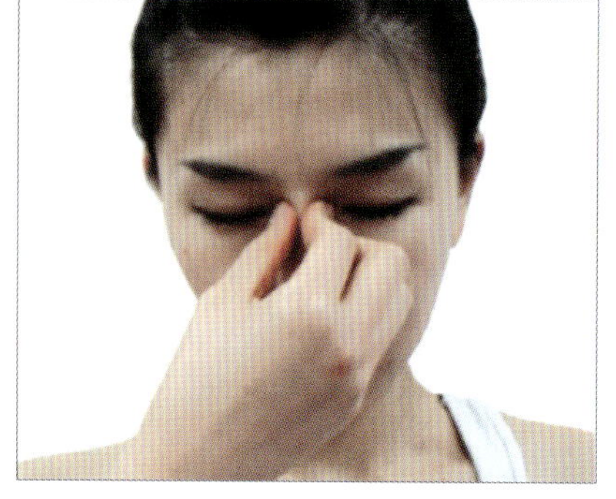

(2) 사백(四白)

▷위치 눈동자 중앙에서 엄지 한 마디 아래 움
푹한 부분

▷효과 '사'는 넓다는 의미, '백'은 밝다는
의미이다. 이 경혈을 자극하면 시력이 회복
되고 사방팔방이 밝게 보인다는 것에서 유
래한 이름이다.

◇양손의 시지를 경혈에 대고 작게 원을 그리
듯 부드럽게 압박하여 주무른다.
◇1~2분 지속하면 마찬가지로 반대방향으로
실시한다(자기 전, 항상).

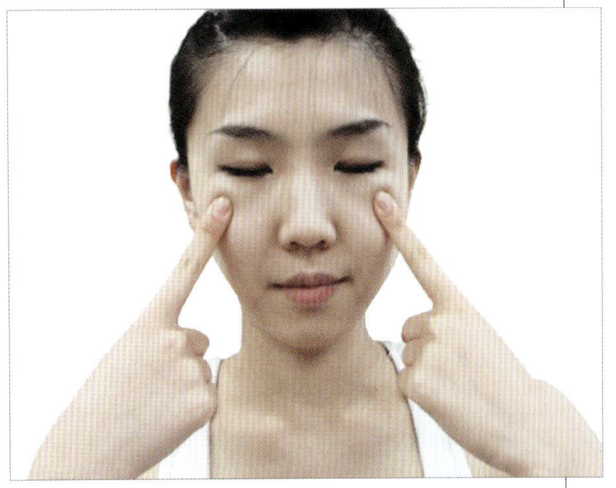

(3) 동자료(瞳子髎)

▷위치 눈꼬리 옆 손가락 한 폭 바깥 부분
▷효과 동공 외측에 위치하며 눈을 맑게 하고
통증을 그치게 하는 '명목지통'이라는 작
용을 한다. 눈의 피로를 해소하고 눈의 여러
증상을 완화시키는 효과가 있다.

◇양손의 모지 또는 간지를 경혈에 대고 경혈
을 중심으로 압박하면서 돌리듯이 압박하
여 주무른다.
◇시계방향으로 20회 지속하였으면 마찬가지
로 반대방향으로 압박하여 주무른다.

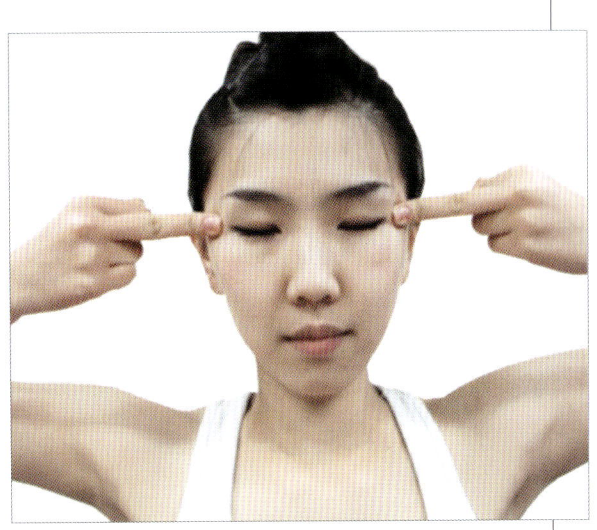

3 이명

1) 스트레스 해소와 귀 주변 혈행을 개선하자

이명은 과로나 과도한 스트레스, 고혈압 등 순환기계 질환이나 당뇨병 때문에 나타나는 증상이다. 또 외이염이나 중이염, 난청 같은 귀 질병의 한 증상, 또는 전조 증상으로 나타나는 경우도 간혹 있다. 이명은 외부로부터의 소리가 없는데도 금속음이나 바람소리, 물소리 등 여러 소리가 귓속에서 들린다.

귀의 질병 외에 나타나는 귀울림 원인의 대부분은 귀 주변의 혈행불량이다. 한방마사지에서는 전신의 기혈수의 흐름을 조절하면서 스트레스를 해소하고, 뇌의 혈행을 개선하고 귀 림프의 흐름을 개선함으로써 증상을 완화한다.

2) 귀울림에 효과적인 경혈

(1) 중저(中渚)

▷위치 손등의 소지와 약지 사이, 손가락 관절 부분

▷효과 귀울음의 원인 중 하나인 목이나 어깨 결림과 긴장을 풀어주고, 귀에 흐르는 기를 높인다.

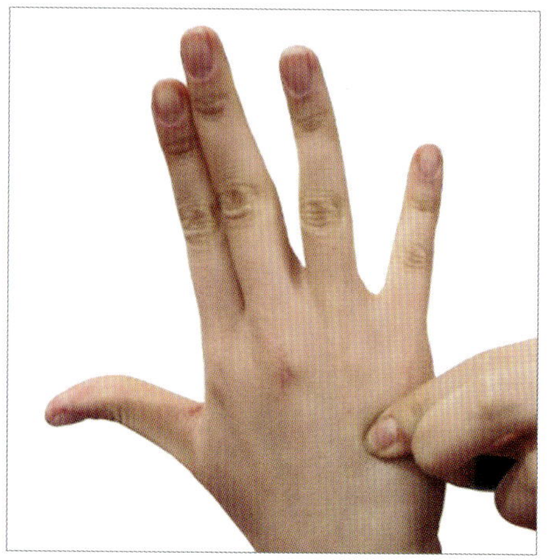

◇시지를 경혈에 대고 천천히 압박하여 주무른다.

◇양손의 경혈을 1회 6초, 반복하여 10회 정도 자극한다.

(2) 청궁(聽宮)

▷위치 좌우 귓구멍 앞에 있는 이주(부드
럽고 작은 돌기) 앞

▷효과 난청에 효과적이며 귀울림, 이루
(귀에서 고름이 나오는 병), 귀 통증에도
특효이다.

◇헤어핀이나 마사지 도구를 경혈에 대고
압박하여 주무른다.

◇경혈을 1회 1초, 반복하여 20회 정도 자
극한다.

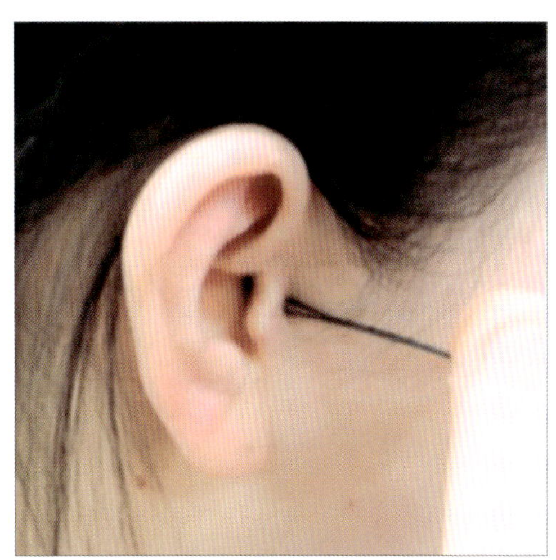

(3) 이문(耳門)

▷위치 좌우 뒷구멍 앞에 있는 이주 전방
비스듬히 위에 있는 오목한 부분

▷효과 귀의 문호로서 경혈의 국부작용을
이용하여 귀 질환을 치료할 수 있다. 귀
울림에 효과가 있다.

◇시지를 경혈에 대고 압박하여 주무른다.

◇경혈을 1회 1초, 반복하여 20회 정도 자
극한다.

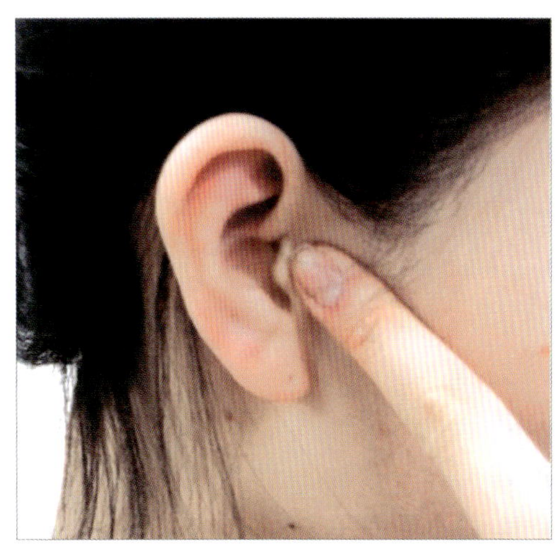

(4) 청회(聽會)

▷위치 이주의 전방, 청궁 아래

▷효과 '회'에는 모인다는 의미가 있어, 청회는 귀 앞에 있고 청각기능의 쇠퇴를 치유한다는 데서 붙여진 이름이다. 귀울림에도 효과가 있다.

◇헤어핀이나 마사지 도구 등을 경혈에 대고 압박하여 주무른다. 경혈을 1회 1초, 반복하여 20회 정도 자극한다.

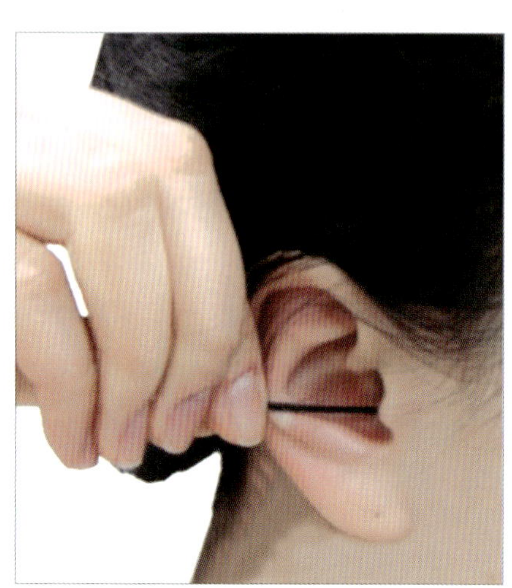

(5) 예풍(翳風)

▷위치 귓불 뒤 움푹한 부분

▷효과 '예'는 귀 모양과 닮아 있고, '풍'은 소리와 통한다. 예풍이 주로 귀울림을 치유한다는 데서 이름이 붙었다. 귀울림, 난청, 이하뇌염 등에 효과가 있는 경험경혈이다.

◇모지를 경혈에 대고 압박하여 주무른다.
◇경혈을 1회 1초, 반복하여 20회 정도 자극한다.

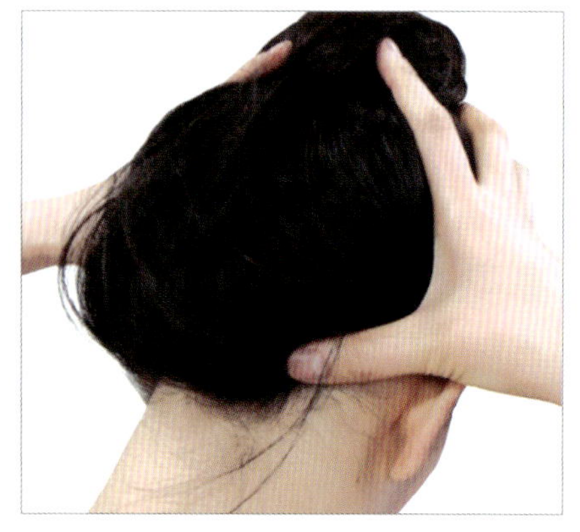

4 비염

1) 폐 기능을 높여주고 호흡을 편하게 한다!

비염이란 어깨 결림이나 건조한 공기, 바이러스 감염 등에 따라 비강점막을 자극하여 나타난다. 귀의 내부가 건조한 느낌을 느낀 뒤 재채기, 콧물, 코막힘 등의 증상이 나타나며, 미열을 수반하는 경우도 있다.

오행론에서는 오장과 오궁에 관계가 있다고 본다. '폐는 코에 개규(開竅, 증상을 완화한다)한다' 라고 본다. 호흡을 담당하는 폐와 호기가 출입하는 코는 감기에 걸리면 콧물과 코막힘이 생기고 폐에 조열이 있으면 비강이 건조해지는 "일심동체"의 관계에 있다. 폐 기능을 높이는 경혈을 자극하여 증상을 완화하자.

2) 비염에 효과적인 경혈

(1) 비통(鼻通)

▷위치 콧방울 옆에 있는 주름 상단

▷효과 코막힘 뿐 아니라 코에 관계하는 모든 증상에 효과가 있으며, 콧물, 재채기 등 괴로운 비염 증상을 완화한다.

◇양손의 시지 혹은 간지를 경혈에 대고 강하게 압박하고 주무른다.

◇경혈을 1회 3초, 반복하여 10회 정도 자극한다.

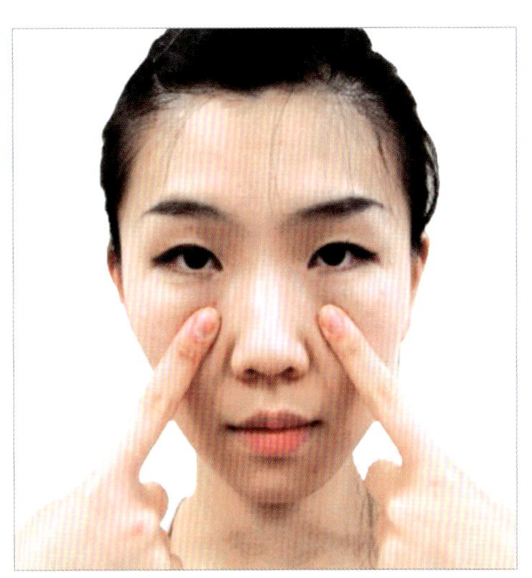

(2) 상성(上星)

▷위치 얼굴 중심선 상, 머리털이 나기 시작하는 선에서 손가락 한 마디 위
부분

▷효과 머리나 호흡기계의 혈행을 좋게 하며 콧물이나 코막힘 증상을 억제
한다. 비염이나 감기, 화분증 뿐 아니라 그에 따른 두통에도 효과가 있다.

◇양손의 간지를 겹쳐 경혈에 대고 시원할 정도로 압박하여 주무른다.
◇경혈을 1회 3초, 반복하여 10회 정도 자극한다.

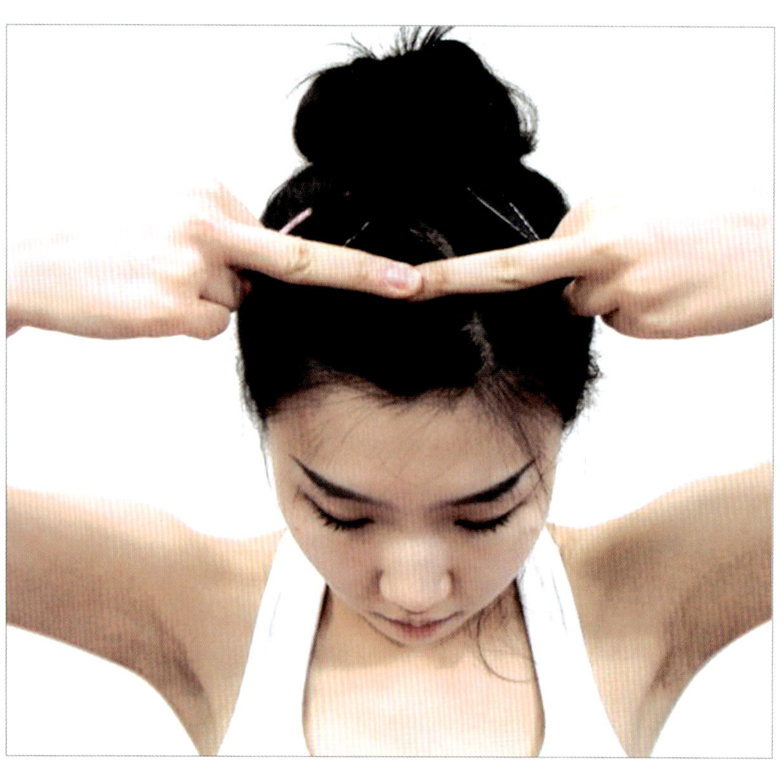

5 꽃가루 알레르기

1) 면역세포의 과잉반응에는 기의 흐름을 바르게 하는 것이 효과적

알레르기 체질인 사람이 원인물질인 화분을 흡입해서 발증하는 화분증은 재채기, 콧물, 코막힘, 후각이상 등을 일으키는 알레르기성 비염이나 눈의 침침함, 충혈 등을 일으키는 알레르기성 결막염을 초래하고, 두통이나 기침을 수반하는 경우도 있다.

기혈수론에서 보면 재채기는 '기역'(폐의 기가 위로 역방향으로 작용한다)에 따른 것으로 본다. 경혈마사지로 기의 흐름을 개선하고 국부에 쌓인 수독을 배출하고, 생활습관이나 식생활을 개선하여 알레르기 체질을 개선하는 것이 중요하다.

2) 꽃가루 알레르기에 효과적인 경혈

(1) 영향(迎香)

▷위치 코의 양 옆, 콧방울 바로 옆

▷효과 코의 여러 증상을 완화시키고, 특히 화분증이나 비염에 따른 코막힘, 콧물은 여기를 집중적으로 압박하면 좋다.

◇양손의 시지나 간지를 경혈에 대고 압박하고 한번에 힘을 뺀다.
◇경혈을 1회 10초, 강하게 압박했다 한 번에 떼는 것을 5회 정도 반복한다.

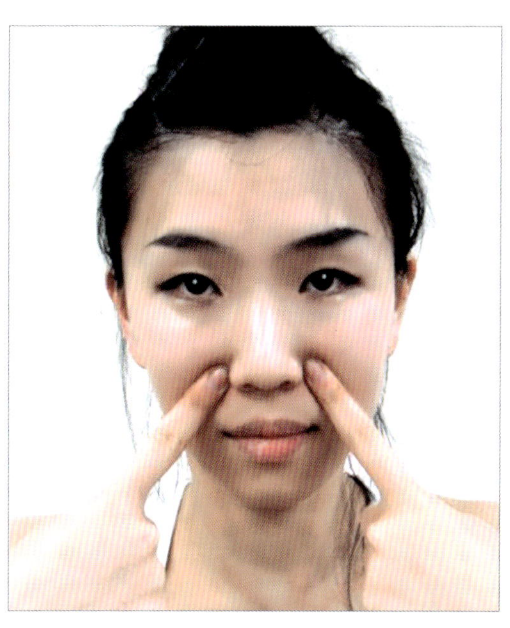

(2) 인당(印堂)

▷**위치** 얼굴의 중심선 상, 미간

▷**효과** 코의 점막을 강화하는 경혈로, 화분증과 코와 관련된 여러 증상을 완화하는 효과가 있다.

◇오른손 간지에 시지를 겹쳐 경혈에 대고 천천히 강하게 압박한다.
◇경혈을 1회 6초, 반복하여 10회 정도 자극한다.

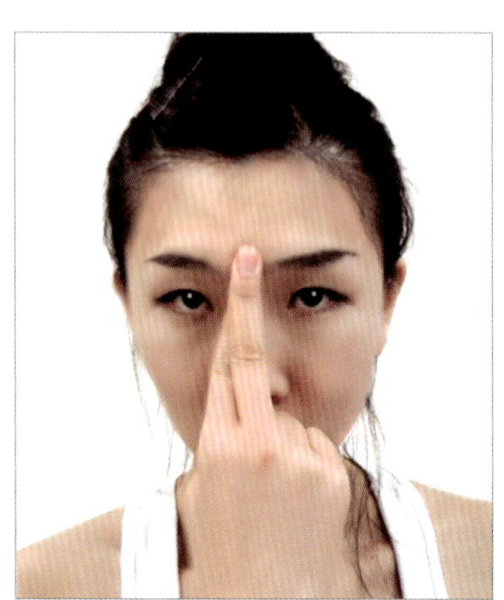

(3) 통천(通天)

▷**위치** 머리 정수리에 있는 백회에서 엄지 폭 하나 정도 앞으로 나아가 거기에서 좌우 양측으로 손가락 두 마디

▷**효과** 화분증은 코의 여러 가지 증상 외에 두통이나 어깨 결림, 스트레스 해소 등, 많은 증상에 효과가 있는 경혈이다.

◇양손의 시지를 경혈에 대고 머리 뒤를 향해 강한 힘으로 주무른다.
◇경혈을 1회 6초, 반복하여 10회 정도 자극한다.

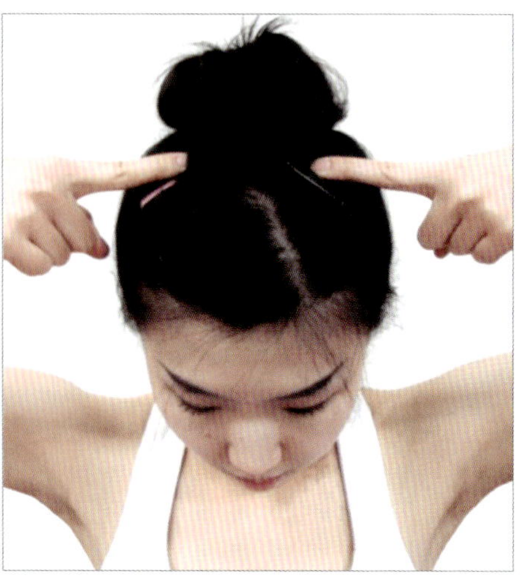

(4) 신문(神門)

▷위치 귀의 상부, 삼각와의 내측 가운
　데 부분

▷효과 정신안정, 가려움 해소, 소염
　기능이 있다. 화분증에 따른 눈의 가
　려움이나 비강 질병에 효과가 크다.

◇헤어핀이나 마사지 도구 등을 사용
　하여 경혈을 자극한다.
◇경혈을 1회 6초, 반복하여 10회 정도
　자극한다.

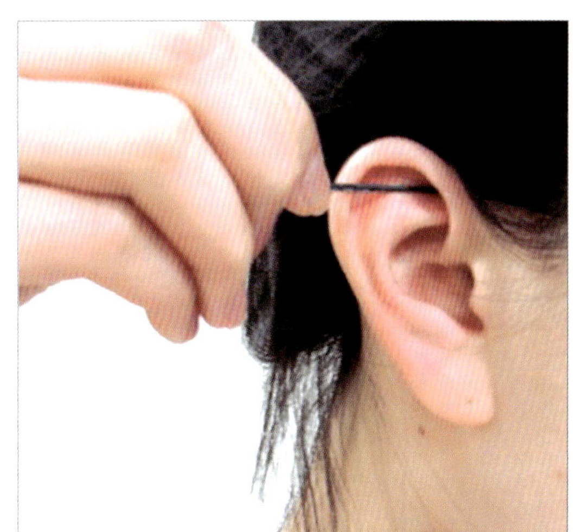

(5) 외비(外鼻)

▷위치 귓구멍 앞, 비스듬히 아래

▷효과 기의 흐름을 조정하고 재채기
　에 효과적이다.

◇마사지 도구나 헤어핀 등을 사용하
　여 경혈을 자극한다.
◇경혈을 1회 6초, 반복하여 10회 정도
　자극한다.

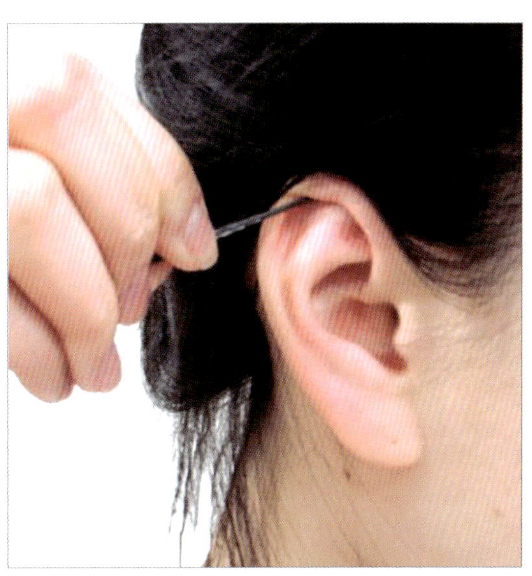

(6) 내비(内鼻)

▷**위치** 이병(耳屛) 내측 아래
1/2 지점

▷**효과** 혈액순환을 개선하고
국부에 쌓인 여분의 수분을
배출한다. 콧물, 코막힘 등
의 증상을 완화한다.

◇마사지도구나 헤어핀 등을
사용하여 경혈을 자극한다.
◇경혈을 1회 6초, 반복하여
10회 정도 자극한다.

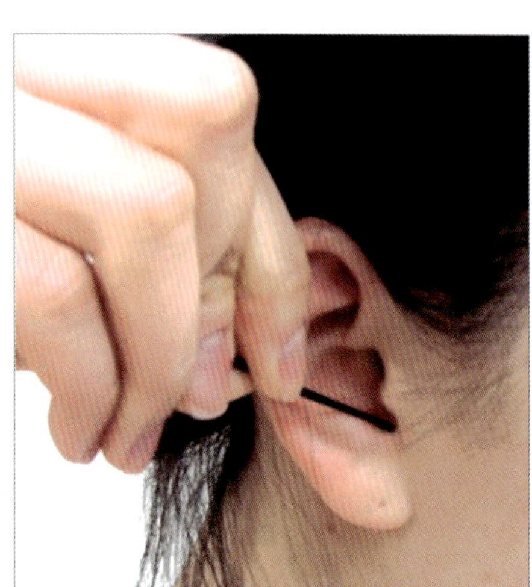

(7) 새로 발견한 경혈

▷**위치** 양쪽 귀 가장 자리 중
앙 상부

▷**효과** 경험적으로 코의 여러
가지 증상을 완화시키는 효
과가 있다.

◇마사지 도구나 헤어핀 등을
사용하여 경혈을 자극한다.
◇경혈을 1회 6초, 반복하여
10회 정도 자극한다.

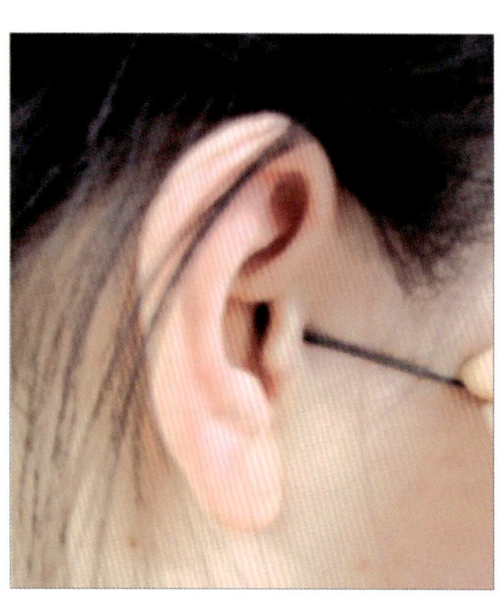

6 구내염

1) 스트레스나 위장의 부조가 원인, 식생활을 고쳐 릴랙스

구내염이란 입의 점막에 염증이나 짓무름, 궤양, 수포 등이 발생한 상태를 가리킨다.

중의학에서는 육체피로 시나 과식, 과음, 스트레스 등은 몸속에 여분의 열을 발생시켜 수분을 감소시킨 결과로 보고 있다. 불이나 열은 상승하고 출구를 찾게 되면서, 열을 피하고자 입속이나 입술, 잇몸 등에 모인 열이 염증을 일으킨다는 것이다.

오장과 오관의 관계에 따라 '비장은 입을 담당한다'고 한다. 비장의 '기'는 입을 통해 비장, 위장 기능저하의 증상이 나타나는 것이다. 균형 있는 식사를 하고 위장기능을 조절하자.

2) 구내염에 효과적인 경혈

(1) 지창(地倉)

▷위치 구각의 외측, 안공 바로 아래

▷효과 입 안에서 여분의 열을 제거하고 구내의 기 흐름을 개선하여 구내염을 치료한다.

◇양손의 시지를 경혈에 대고 양쪽 경혈을 함께 숨을 내쉬면서 천천히 압박한다.

◇경혈을 1회 3초, 반복하여 10회 정도 자극한다.

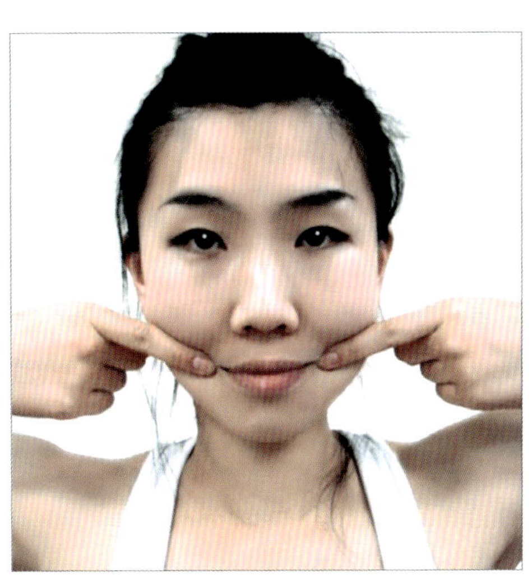

(2) 내정(內庭)

▷**위치** 양쪽 발 시지와 간지 사이

▷**효과** 내정은 위의 경락에 속해 있기 때문에 위열에 따른 구내염을 개선한다.

◇시지 끝을 세워 경혈에 대고 힘을 주어 압박한다.
◇양쪽 경혈을 1회 3초, 반복하여 10회씩 자극한다.

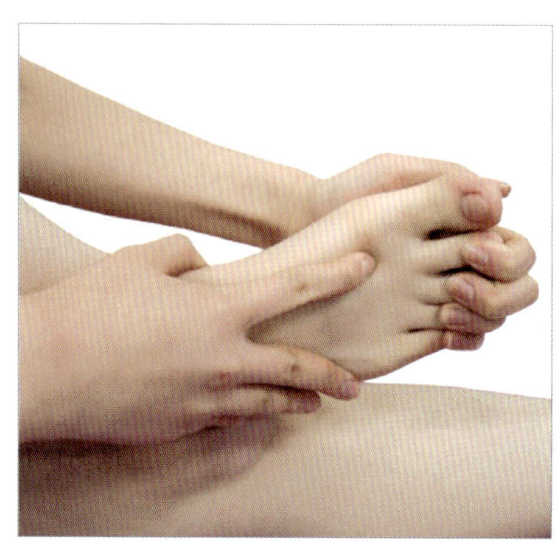

(3) 복류(復溜)

▷**위치** 안쪽 복사뼈에서 손가락 세 마디 위로 올라간 아킬레스건 앞 가장자리 부분

▷**효과** '복'은 반환, '류'는 수류를 의미하며, 이수작용이 있어 여분의 열을 다스리기 위한 물을 증가시켜 염증을 완화한다.

◇모지를 경혈에 대고 강하게 압박한다.
◇양쪽 경혈을 1회 6초, 반복하여 10회 정도 자극한다.

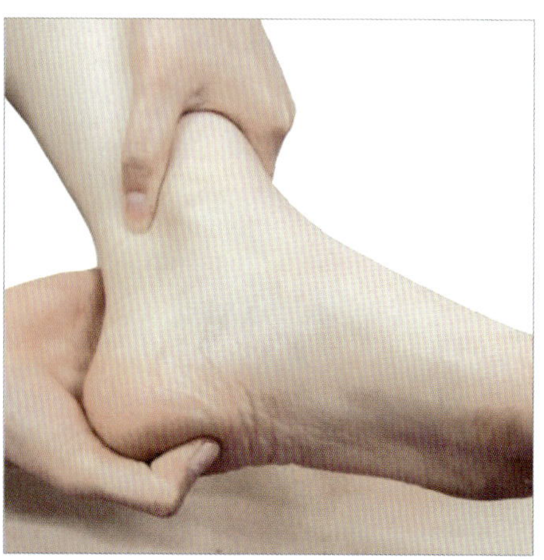

7 치통

1) 위, 대장, 담낭, 3개 경락 자극으로 치통을 완화한다

치통 원인의 대부분은 충치에서 비롯되지만 충치도 없는데 이가 아픈 경우는 치조 농루나 치근막염 같은 치주병 외에도, 과로나 스트레스, 노화에 따른 체력저하에서 비롯된다. 또 삼차신경통이나 어깨 결림으로도 치통이 일어나는 경우도 있다.

중의학의 경락학설에 의하면 이는 '위'와 '대장', '담낭' 경락에 들어가기 때문에 3개 경락 상에 있는 경혈을 자극하여 치통을 완화할 수 있다.

합곡을 아플 정도로 자극하면 급성 통증에 효과가 있다.

2) 치통에 효과적인 경혈

(1) 하관(下關)

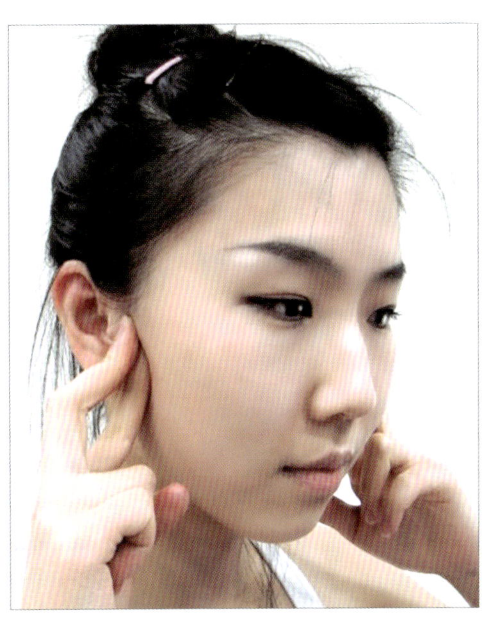

▷**위치** 이주의 바로 앞 손가락 한 마디 앞 부분, 입을 벌리면 올라오고 다물면 움푹해지는 부분

▷**효과** 부종을 수반하는 치통의 경우 강하게 지압하면 증상이 치유될 뿐 아니라, 치근막염, 충치 통증, 치내 부종이나 통증에 효과가 있다.

◇시지나 간지를 경혈에 대고 작게 원을 그리듯 강하게 압박하여 주무른다.

◇원을 그리듯 1~2분 정도 실시한다.

(2) 협차(頰車)

▷위치 귓불 아래, 하악의 뼈 근처로, 씹으면 뺨이 융기하는 부분

▷효과 협차는 위 치아를 지나는 위의 경락에 있어, 이 경혈을 자극하여 치통을 멈출 수 있다.

◇시지나 간지를 경혈에 대고 작게 원을 그리듯 강하게 압박하여 주무르면 1~2분에 통증이 완화된다.

◇경혈을 1회 6초, 반복하여 10회 정도 자극한다.

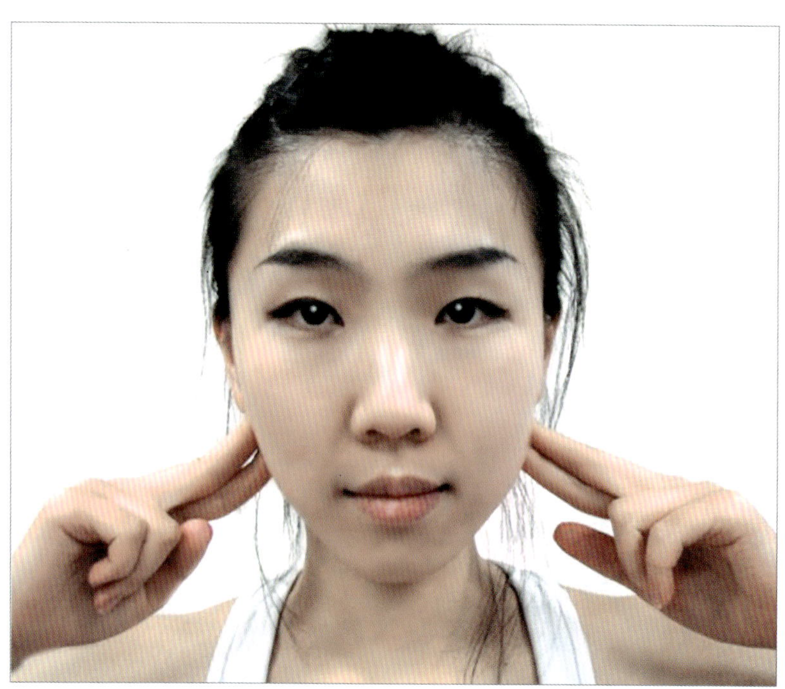

(3) 치통점(齒痛点)

▷위치 손바닥 쪽, 중지와 약지 사이
▷효과 문자 그대로 치통에 효과적인 경험
　경혈

◇시지를 경혈에 대고 강하게 압박하여 주무
　른다.
◇양손의 경혈을 1회 10초, 반복하여 10회
　정도 자극한다.

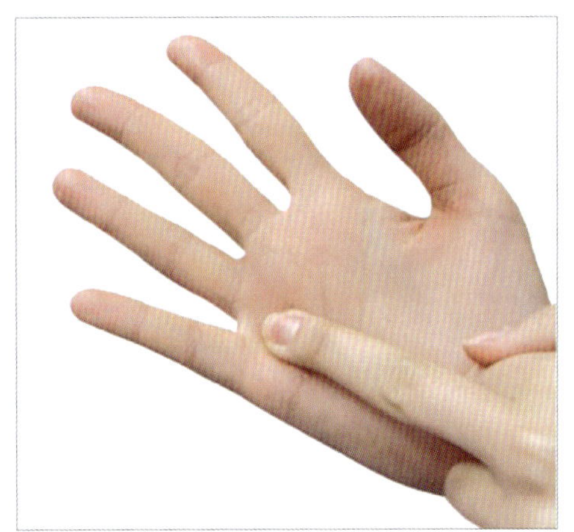

(4) 합곡(合谷)

▷위치 모지와 시지가 나뉘는 움푹한 부분
▷효과 목에서 위 염증을 완화하고 치아, 목
　구멍, 머리의 통증, 피로한 눈이나 귀울음
　등, 여러 가지 증상에 효과가 있다.

◇모지와 시지로 손을 잡고 엄지를 경혈에
　대고 손끝이 박힐 정도의 힘으로 강하게
　압박한다.
◇양손의 경혈을 1회 6초, 반복하여 10회 정
　도 자극한다.

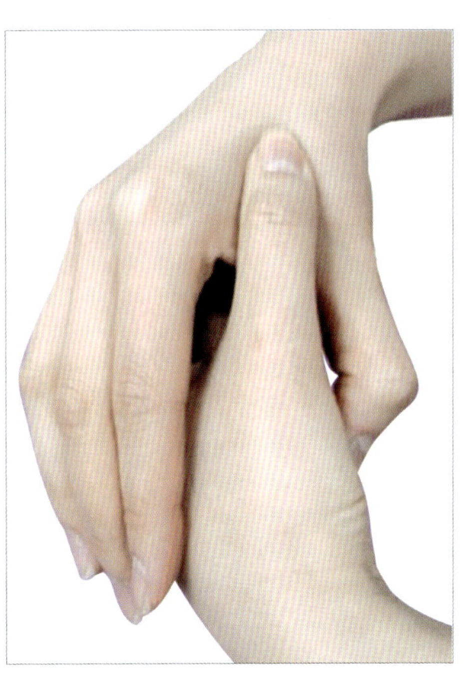

8 구취

1) 생리적 구취와 병리적 구취, 모두 구강 내의 건조에 주의

　주위 사람에게는 불쾌한 구취도 본인은 자각하지 못하는 경우가 많다. 그 원인에 따라 2가지 유형이 있는데, 기상 시나 공복 시, 긴장 시, 피로 시, 혹은 사춘기, 갱년기, 생리나 임신 시 등, 호르몬 밸런스의 문제에 따른 구취를 생리적 구취라고 하며, 치아나 구강의 질병, 혹은 당뇨병, 간이나 신장 질환, 축농증 등에 따른 것을 병리적 구취라고 한다.

　중의학에서는 '위열 체질'(위가 열의 사기를 받거나 매운 음식을 너무 많이 먹었을 때)에 자주 나타나며, 열에 따라 구강 안이 건조하여 악취의 근원이 되는 세균이 증식하기 쉽기 때문에 구취가 발생한다고 한다.

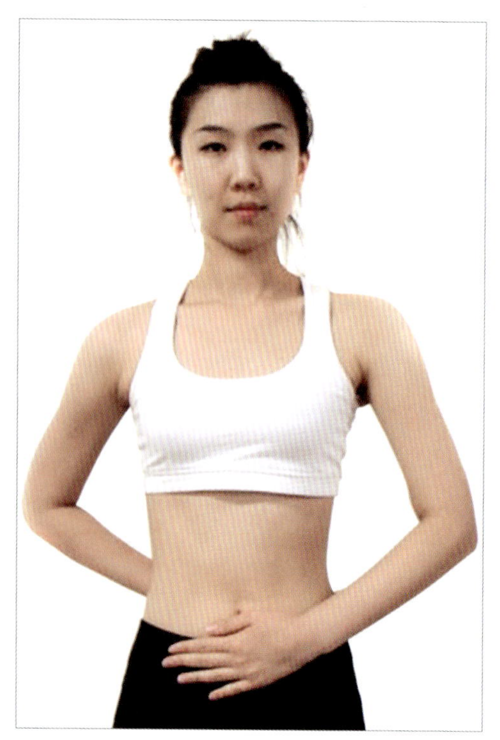

2) 구취에 효과적인 경혈

(1) 승장(承獎)

▷위치 하순 바로 아래, 중앙의 움푹한 부분

▷효과 신장 경락과 위 경락이 교차하는 지점에
있는 경혈로, 위의 기능을 조절하기 때문에 구
취 뿐 아니라 구내염이나 구각염 통증에도 효과
가 있다.

◇시지를 경혈에 대고 천천히 압박하여 주무른다.
◇경혈을 1회 6초, 반복하여 10회 정도 자극한다.

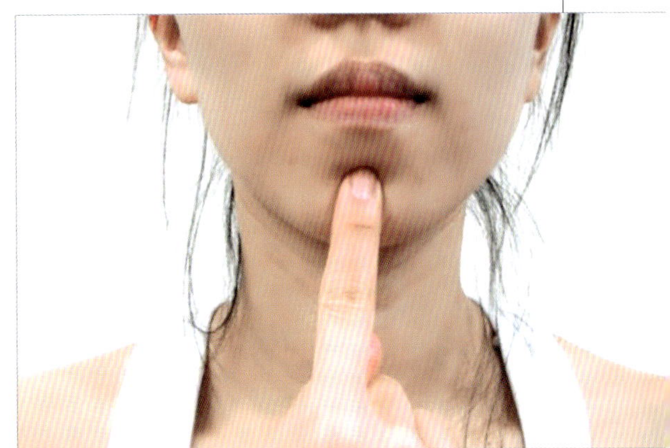

(2) 족삼리(足三里)

▷위치 다리 바깥쪽, 무릎 아래 움푹 들어간 곳에
서 손가락 네 마디 위치

▷효과 경혈이 위의 경락에 있어 비장이나 위의
질병치료의 주요혈 중 하나로서 위장기능을 조
절하여 체력을 증진시킨다.

◇모지나 간지를 사용하여 다소 통증을 느낄 정도
의 강도로 압박하여 주무른다.
◇양쪽 경혈을 1회 6초, 반복하여 10회 정도 자극
한다.

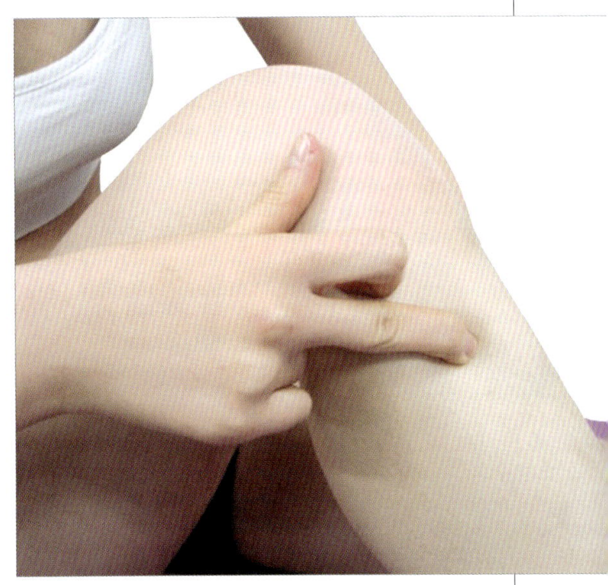

9 목구멍 통증

1) 보습에 유의하여 목구멍을 건조로부터 보호한다

감기에 걸리거나 편도염이나 인두염이 되면 침을 삼키는 것만으로 목이 아프다. 또 공기가 건조하여 목구멍의 통증을 느끼거나 갱년기 장애에도 이물이 막힌 것 같은 통증을 느끼는 경우가 있다.

중의학에서는 열로 인하여 폐의 기능이 약해지는 '폐열'이나 심장이나 간의 실조에 따라 몸이 열을 품는 '심화항성', '간화상염'과 같은 상태가 되면 열이 발생하여, 목구멍 통증이나 건조, 얼굴이나 눈이 아픈 등의 증상이 나타난다고 한다. 경혈마사지는 목구멍의 부종이나 염증을 진정시키는 데 효과가 있다.

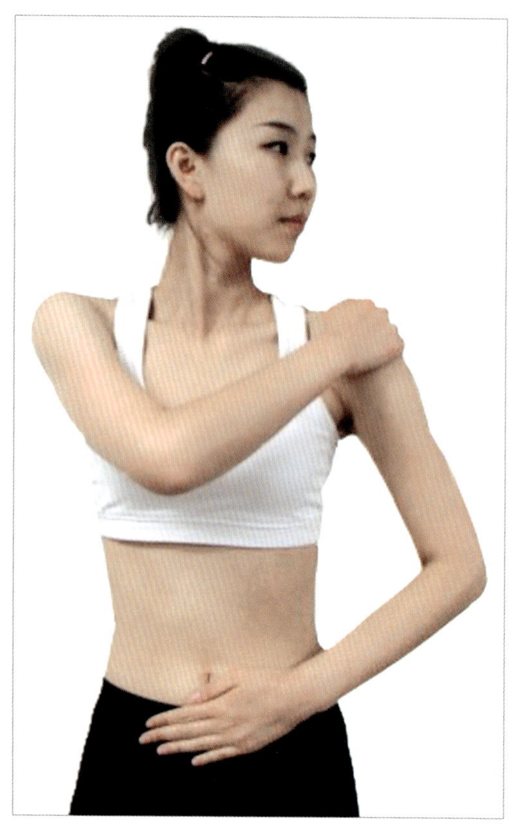

2) 목구멍 통증에 효과적인 경혈

천돌(天突)

▷위치 목 좌우 쇄골 사이에 있는 움푹한 부분

▷효과 폐의 기 흐름을 좋게 하며, 기관과 인후 질병에 효과가 있기 때문에 목구멍 통증이나 연하곤란, 천식 등의 증상을 완화한다.

◇시지를 경혈에 대고 목에서 아랫방향으로 밀어내듯이 지압한다. 힘을 너무 주어 목이 아프지 않도록 주의한다.

◇경혈을 1회 6초, 반복하여 10회 정도 자극한다.

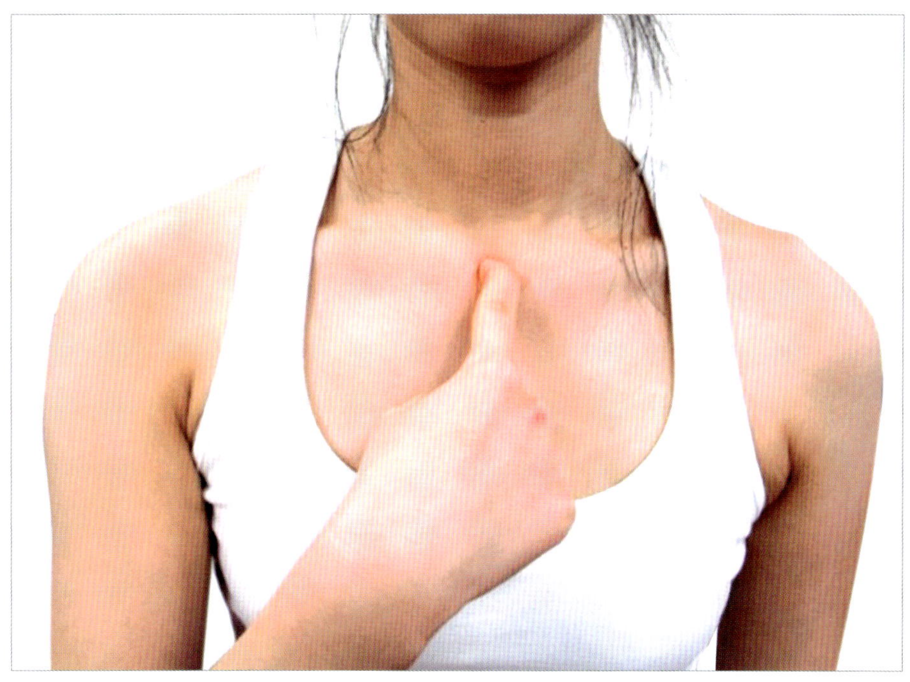

10 감기

1) 충분한 휴식과 수면을 취한다!

감기는 대부분 바이러스나 세균 감염에 의한 것이다. 재채기, 콧물, 목구멍 통증, 기침, 발열, 근육통 등 공통적인 증상이 많아 일반적으로 '감기증후군'이라는 말로 정리된다.

오장론에 의하면 감기는 폐의 방어작용과 관계가 있다. '폐기허'(폐의 기가 부족하다)의 경우는 면역력이 저하하고 감기에 걸리기 쉽다.

감기에 걸리면 충분히 휴식을 취하고 몸을 따뜻하게 하는 것이 중요하다. 목구멍 통증이나 콧물(비염) 증상은 각각의 항을 참고하자.

2) 감기에 효과적인 경혈

(1) 대추(大椎)

▷위치 목의 중심, 경추 최하부. 목을 앞으로 숙였을 때 목덜미 부근에 튀어나온 뼈 바로 아래

▷효과 대추는 여러 개의 양의 경락이 교차하는 부분으로, 해열, 면역력 증진과 감기에 효과가 있다.

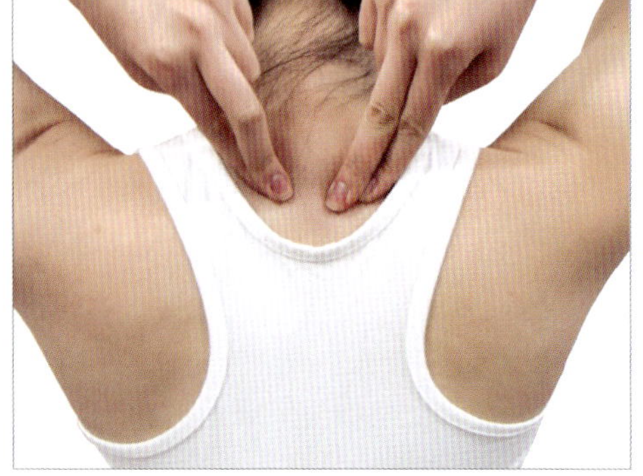

◇머리를 숙여 양손 간지를 겹쳐 경혈에 대고 지압한다.

◇경혈을 1회 20초, 반복하여 6회 정도 자극한다.

(2) 영향(迎香)

▷위치 코의 양 옆, 콧방울 바로 옆

▷효과 코의 양 옆에 있어 감기에 효과가 있으며, 코의 여러 가지 증상을 완화시킨다. 특히 콧물, 코막힘에 효과가 좋다.

◇양손의 시지나 간지를 경혈에 대고 한 번에 힘을 뺀다.

◇경혈을 1회 10초 강하게 압박했다 떼는 것을 반복하여 10회 정도 자극한다.

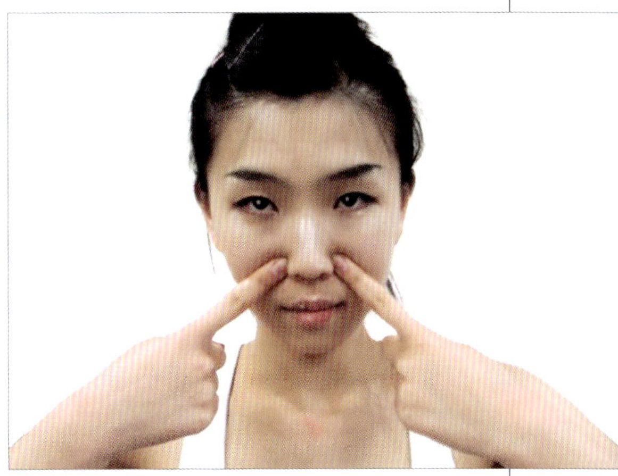

(3) 천돌(天突)

▷위치 목의 좌우 쇄골 사이에 있는 움푹한 부분

▷효과 폐의 기 흐름을 개선하고 감기에 의한 목구멍 통증, 기침 등의 증상을 완화한다.

◇시지를 경혈에 대고 목구멍에서 아래 방향으로 밀어내듯이 지압한다.

◇너무 세게 하여 목구멍이 아프지 않도록 주의한다. 경혈을 1회 6초, 반복하여 10회 정도 자극한다.

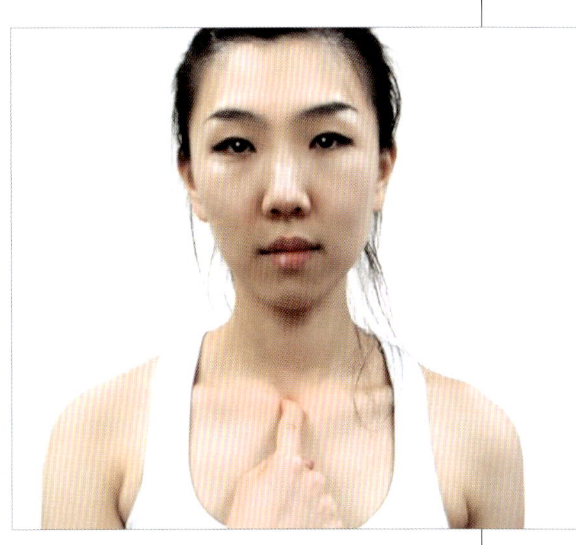

(4) 어제(魚際)

▷위치 양손의 모지 아래 불룩한 부분의 중앙

▷효과 면역력을 높여 감기에 따른 기침, 몸의 나른함에 효과가 있다.

◇다른 한손의 모지를 경혈에 대고 시원할 정도의 강도로 천천히 압
　박하여 주무른다.

◇경혈을 1회 6초, 반복하여 10회 정도 자극한다.

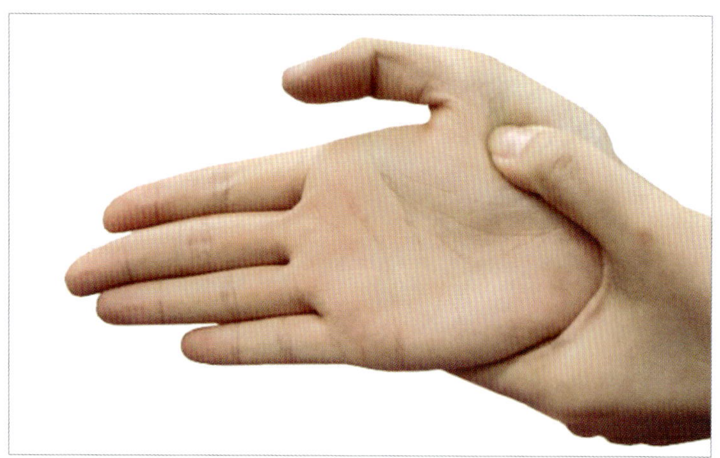

11 기관지염

1) 폐의 방어기능저하에 따라 일어나는 기관지 점막의 염증

기관지 점막에 염증이 일어나 기침이나 가래가 나와 호흡곤란을
느끼는 것이 기관지염이다. 감기에 걸렸을 때에 생기는 급성기관지

염과, 긴 시간 공기가 나쁜 장소에 있거나 담배를 많이 피우는 데서 오는 만성기관지염이
있다. 만성화되면 좀처럼 치유되지 않는다.

　오장론에 의하면 폐는 방어 기능이 있어 '폐허'(폐의 기가 부족하여 기능이 저하한다)가
되면 한기 등의 발병인자가 침입하여 호흡기계의 생리기능을 유지하는 폐의 기능이 무너
져 '폐기상역'(폐의 기가 잘 내려오지 않고 역상한다)이 되어 기침이나 가래 등의 증상이
나타난다고 한다.

2) 기관지염에 효과적인 경혈

(1) 중부(中府)

▷위치 쇄골 아래, 제2늑골 외측과 어깨 관절 사이의 움푹한 부분

▷효과 폐질환을 치료하는 중요한 경혈. 호흡기능을 높이고 호흡기를 자극하여 기관지염,
　폐렴에 뛰어난 효과가 있다.

◇양 어깨를 감싸듯이
　가슴 앞에서 손을 교
　차시켜 간지에 시지
　를 겹쳐 경혈에 대고
　압박하여 주무른다.
◇경혈을 1회 3초, 반복
　하여 10회 정도 자극
　한다.

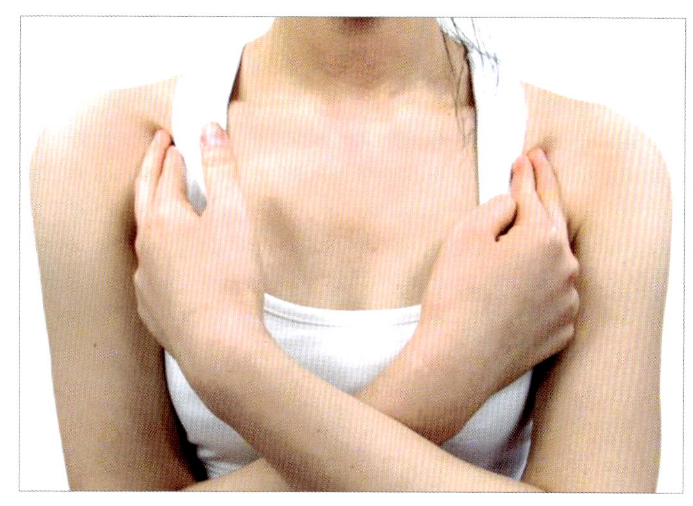

(2) 공최(孔最)

▷위치 전완부 내측 엄지 측, 팔꿈치에서 아래 1/3 부분

▷효과 폐의 기 흐름을 바르게 하는데 가장 효과가 큰 경혈이다. 기침을 진
  정시키는데 즉효성이 있다.

◇다른 한 손의 모지를 경혈에 대고 힘을 주어 압박하여 주무른다.
◇양손의 경혈을 1회 6초, 반복하여 10회 정도 자극한다.

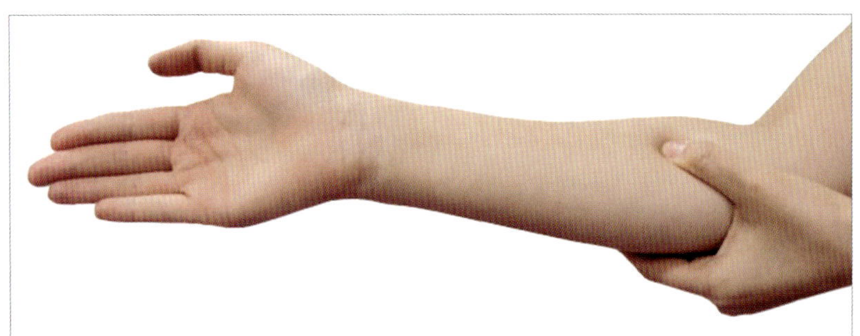

기관 반사구

▷위치 양 발바닥 검지에서 소지에 걸친 부분에서 손가락 세 마디 정도
  발꿈치 쪽으로 내려온 부분

▷효과 기관 반사구는 오른발은 간장, 왼발은 심장과 겹쳐 있어, 기관지염
  이나 기관지 천식에 효과적이다.

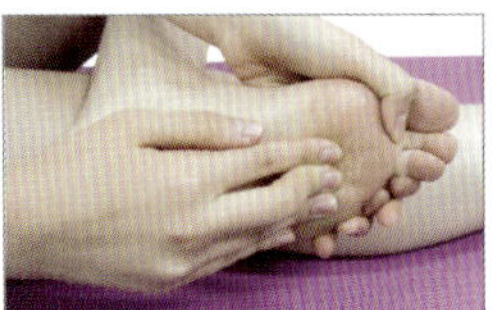

▶시지에서 약지 3지를 나란히 붙여 양발
  외측에서 제2지 아래를 힘을 주어 압박
  한다.
▶기관 반사구를 2분간 압박한다(자기 전).

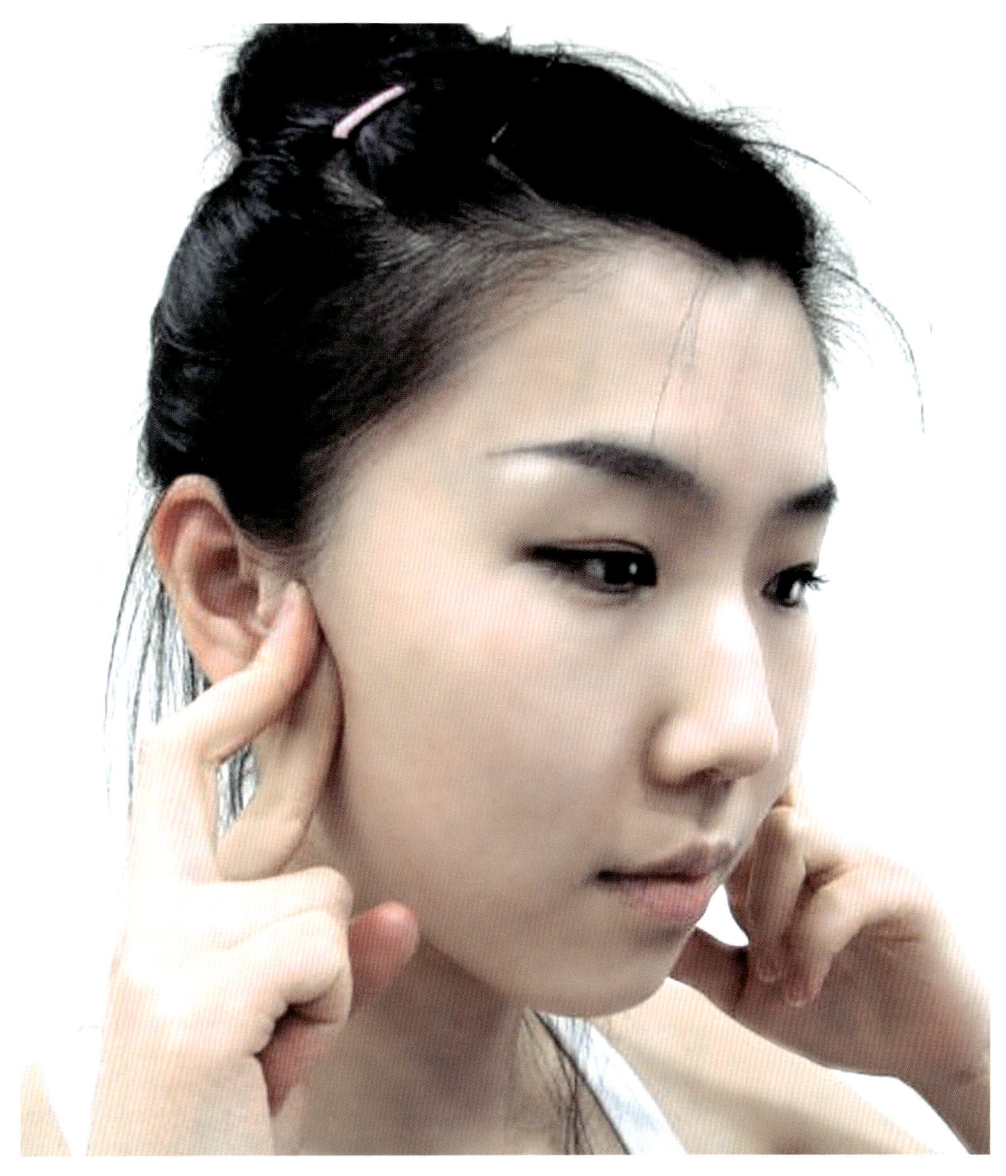

5. 여성에 효과적인 경혈마사지

1 월경 전 증후군

1) 호르몬 이상에 의한 생리 전 우울을 해소하자

'월경 전 증후군' 이란 생리 10~3일 전에 나타나는데 정신적, 육체적으로 불쾌한 증상을 의미한다.

유방이 부풀어오르고 아프며 얼굴이나 손발이 붓는다. 또한 초조하고 우울해져 두통이 일어나고 하복부가 팽창하고 뾰루지가 늘어나는 증상이 있는데, 호르몬 이상과 자율신경 실조증과 관계가 있다.

중의학에서는 '간은 소설(疏泄)을 담당한다'고 하여, 간, 위의 기능은 여성의 내분비, 생식, 생리, 신경 상태와 관계가 있다고 본다. 경혈을 자극해줌으로써 몸 전체의 밸런스를 조절하고 간이나 신장 기능을 높여 기, 혈, 수의 흐름을 원활히 해주어야 한다고 본다.

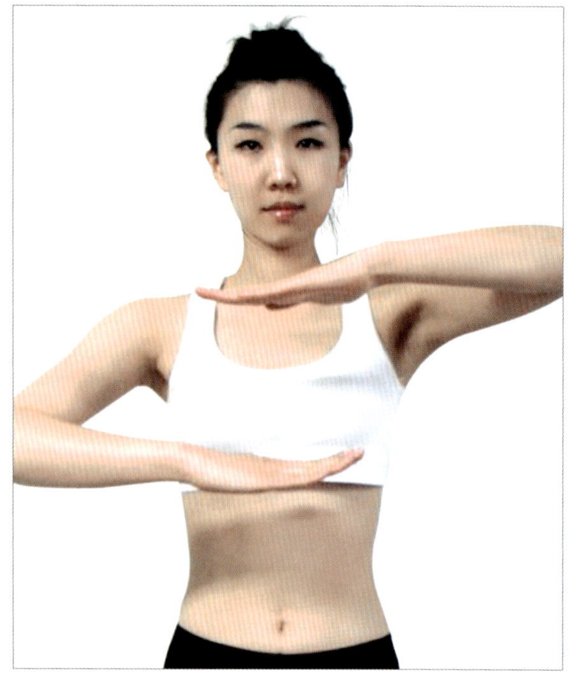

2) 월경 전 증후군에 효과적인 경혈

(1) 곡골(曲骨)

▷위치 배꼽 아래 약 손가락 여섯 마디
부분. 치골 상단

▷효과 곡골은 생식기계 질병을 치료하
는 항용혈로서, 월경 전 증후군에도
효과가 있다.

◇양손의 간지를 겹쳐 경혈에 대고 천천
히 압박한다.

◇경혈을 1회 6초, 반복하여 10회 정도
자극한다.

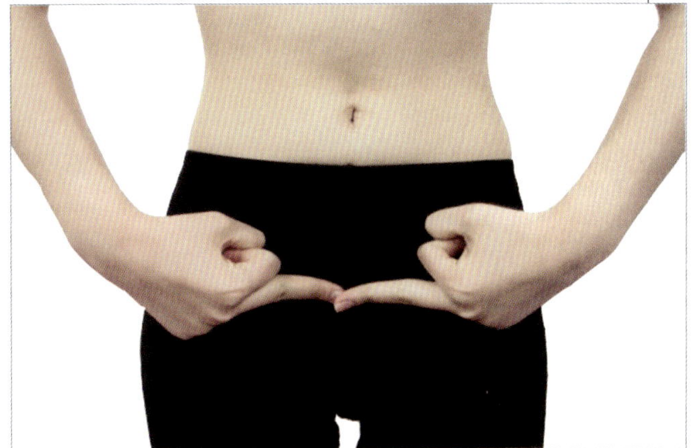

(2) 태충(太衝)

▷위치 발의 모지와 제2지 사이, 발등
약간 높이 올라온 부분

▷효과 태충은 간의 경락에 있고 스트레
스 해소의 요혈이다.

◇모지를 경혈에 대고 힘을 주어 압박한
다.

◇양쪽 경혈을 1회 6초, 반복하여 10회
정도 자극한다.

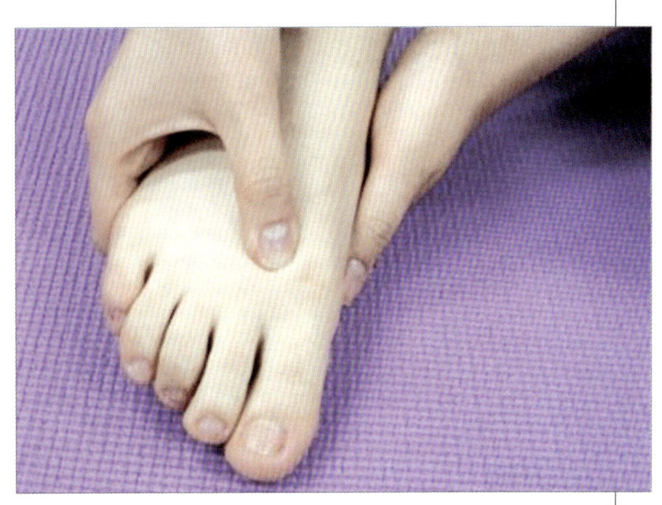

(3) 자궁(子宮)

▷위치 귀의 삼각와에서 이륜 중앙에 가까운 움푹한 부분

▷효과 자궁의 생리기능을 조절하고 월경 전 증후군을 비롯한 각종 부인병에 효과가 있다.

◇마사지 도구나 헤어핀을 경혈에 대고 압박한다.

◇경혈을 1회 3초, 반복하여 10회 정도 자극한다.

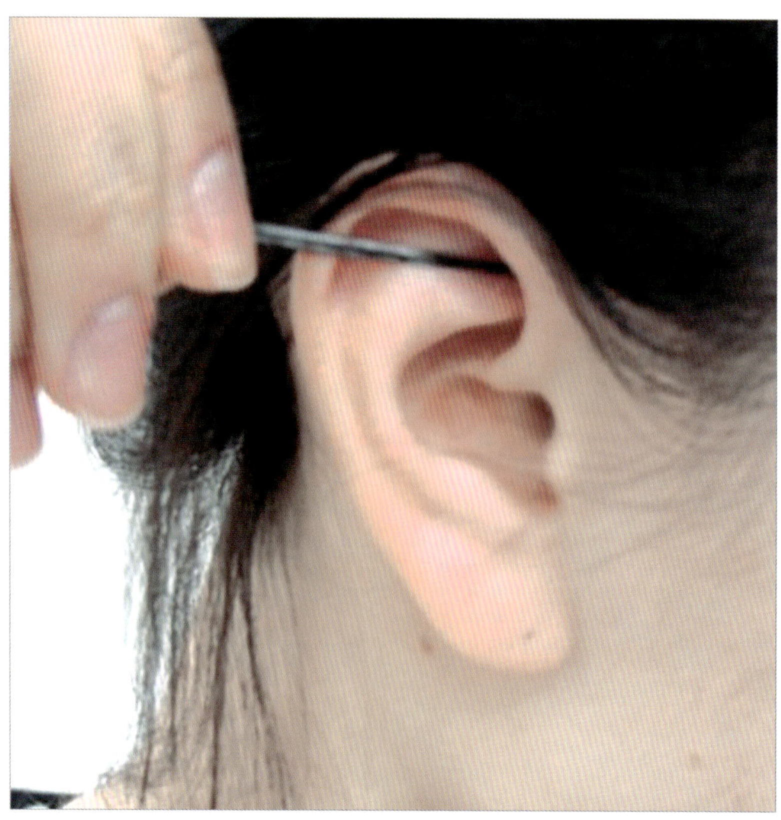

2 생리통, 생리불순

1) 여성의 큰 적, 몸의 냉증과 혈행불량을 개선하자

생리기간을 전후로 하여 일어나는 복통이나 요통, 두통, 졸음, 초조함 등의 고통으로 고민하는 여성이 많다. 또 생리주기나 기간, 생리의 양이나 색이 이상해지는 것을 생리불순이라고 한다.

주로 혈행불량이나 냉증, 호르몬 밸런스 이상이 원인으로, 중의학에서는 기혈의 이상이나 '신허', '비허'(신장이나 비장의 기 부족)나 '간울'(스트레스에 따라 간의 원활한 기능이 지해된다)이 있으면 생리통, 생리불순을 일으키기 쉽다고 한다.

우선 생활습관을 개선하고 몸의 냉증을 해소하여 혈행을 좋게 하자.

2) 생리통, 생리불순에 효과적인 경혈

(1) 삼음교(三陰交)

▷**위치** 안쪽 복사뼈 위에서 손가락 네 마디 올라간 뼈 뒤쪽

▷**효과** 비장, 간장, 신장의 3개 경락이 교차하는 중요 경혈로, 전신의 혈행을 개선하여 몸의 냉증을 해소한다. 생리통에 효과가 있고 생리불순도 조절한다.

◇모지를 경혈에 대고 정강이뼈를 향해 강하게 압박한다.
◇양쪽 경혈을 1회 6초, 반복하여 10회 정도 자극한다.

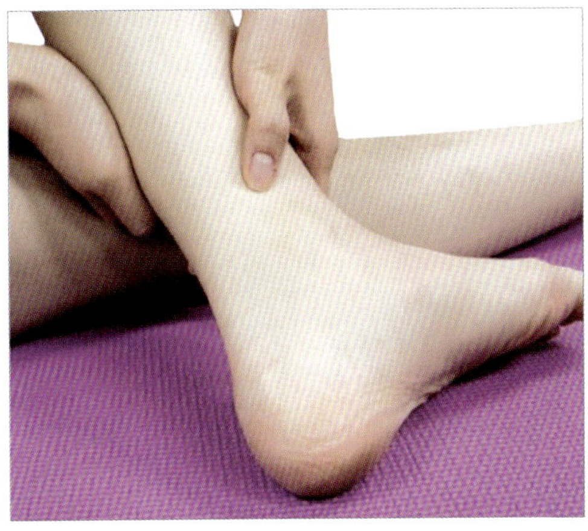

(2) 혈해(血海)

▷**위치** 똑바로 의자에 앉아 무릎에 힘을 주었을 때 무릎 안쪽에 생기는 움푹
한 부분, 혹은 슬개골에서 손가락 세 마디 위 부분

▷**효과** 이름 그대로 혈의 정체를 해소하고 혈액순환을 개선해주는 경혈. 생
리통이나 생리불순, 냉증이나 요통 등, 여성 특유의 여러 증상에 효과가
있다.

◇양손의 모지를 경혈에 대
고 발을 풀어주듯이 손가
락을 좌우로 움직이면서
압박한다.

◇경혈을 1회 10초, 반복하
여 10회 정도 자극한다.

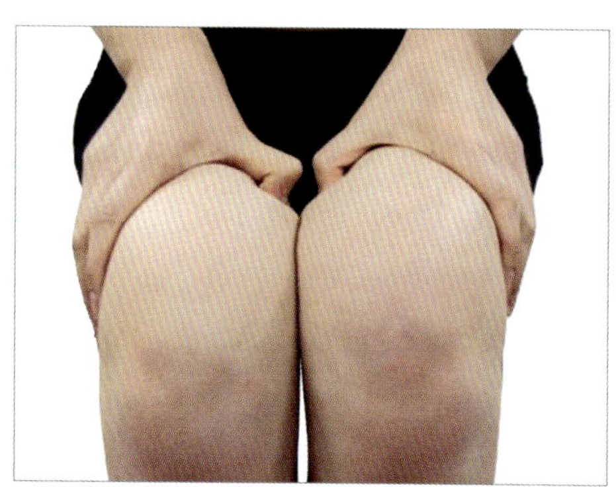

부신 반사구

▷**위치** 양쪽 발바닥의 장심 약간 위, 용천 경혈 아래 부근

▷**효과** 호르몬 밸런스를 조절하고 생리통을 완화한다.

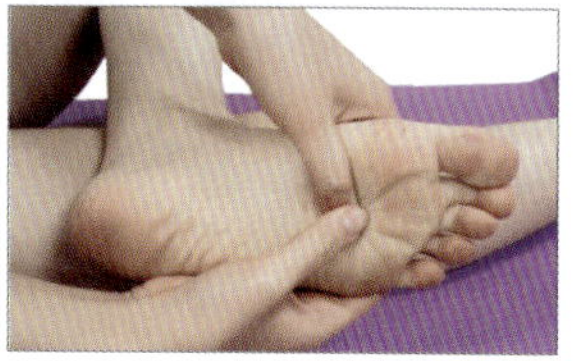

◇양손의 모지를 겹쳐 경혈에 대고 강
한 힘으로 압박하여 주무른다.

◇양쪽 경혈을 1회 6초, 반복하여 10회
정도 자극한다.

(3) 관원(關元)

▷**위치** 배꼽에서 손가락 네 마디 아래

▷**효과** 이 경혈은 '단전'에 있으며 원기
를 보충하는 작용을 하고, 기의 흐름을
좋게 하며 몸에 에너지를 보충하는 경
혈이다. 기허에 의한 생리통, 생리불순
같은 부인병에 효과적이다.

◇양손의 간지, 혹은 시지를 겹쳐 경혈에
대고 압박했다 떼었다 반복한다.

◇경혈을 1회 6초, 반복하여 10회 정도 자
극한다.

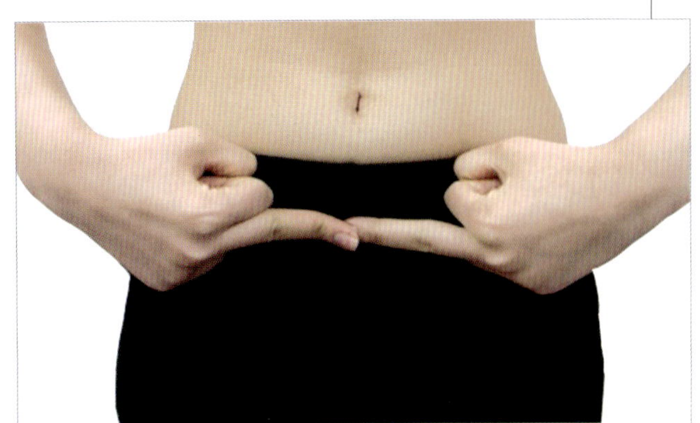

(4) 중극(中極)

▷**위치** 배꼽에서 손가락 다섯 마디 아래 부분

▷**효과** 이 경혈은 자궁과 방광에 해당하며 비뇨기나 생식기 등의 기능을 담당하는 경혈로,
생리통이나 생리불순에 효과가 있다.

◇양손의 간지, 혹은 시지를 겹쳐 경혈에
대고 천천히 압박한다.

◇경혈을 1회 6초, 반복하여 10회 정도 자
극한다.

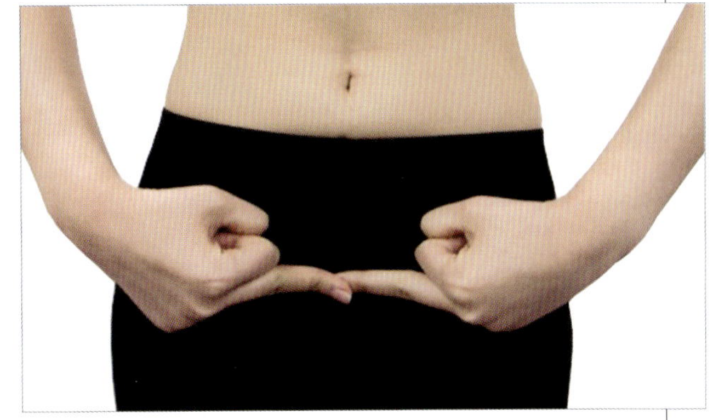

(5) 귀래(歸來)

▷**위치** 중극에서 좌우로 손가락 세 마디 부분

▷**효과** 여성 호르몬 분비를 높이고 생리통이나 생리불순 등 여성 특유의 증상에 효과가 있으며, 성 기능, 뇌 기능 향상에 좋다.

◇양손의 모지를 경혈에 대고 천천히 숨을 내쉬면서 압박하고, 들이마시면서 떼기를 반복한다.

◇경혈을 1회 6초, 반복하여 10회 정도 자극한다.

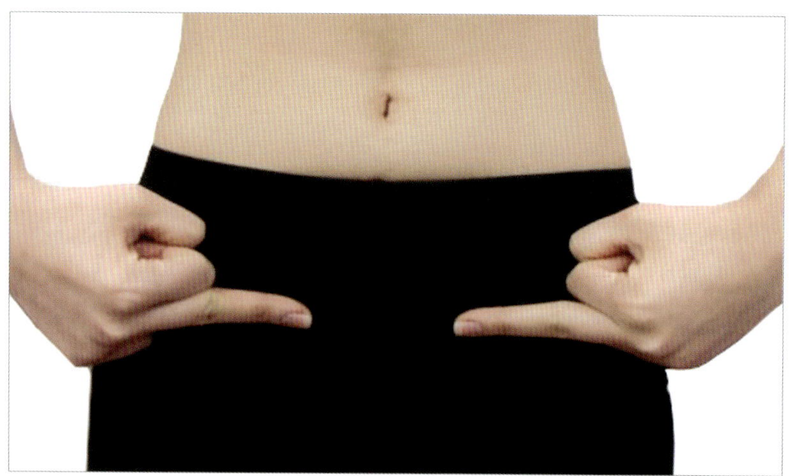

3 갱년기 장애

1) 자율신경을 조절하여 부정수소를 완화한다!

갱년기 장애란 폐경 전후에 여성 호르몬 분비가 감소하고 체내 호르몬 밸런스가 크게 변화하여 일어나는 정신적, 육체적 증상을 통칭한다. 상기되거나 동계, 발한, 우울감을 비롯하여 이른바 부정수소라고 하는 여러 가지 감각증상이 나타난다.

중의학에서는 신장 기능이 호르몬 분비와 관계한다고 본다. 또한 간의 '소설기능'(대사, 해독, 배설)도 실조하기 쉽고, 이에 따라 자율신경 실조증이 나타난다. 경혈 마사지에서 '간'과 '신'의 기능을 조절하여 자율신경 밸런스를 조절함으로써 증상을 완화할 수 있다.

2) 갱년기 장애에 효과적인 경혈

(1) 혈해(血海)

▷위치 똑바로 의자에 앉아 무릎에 힘을 주었을 때 무릎 안쪽에 생기는 움푹한 부분, 혹은 슬개골에서 손가락 세 마디 위 부분

▷효과 혈해는 혈의 정체를 해소하고 혈액순환을 개선하며, 부인과 계통의 질환 증상에 효과적이다.

◇양손의 모지를 경혈에 대고 발을 풀듯이 손가락을 전후좌우로 움직이면서 압박한다.
◇경혈을 1회 10초, 반복하여 10회 정도 자극한다.

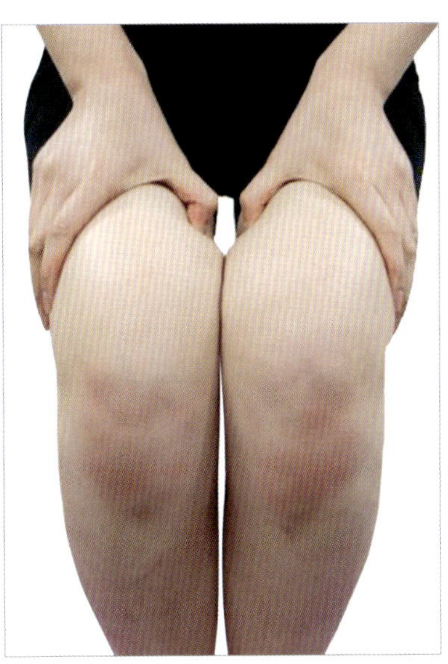

(2) 용천(湧泉)

▷위치 장심에서 약간 상
중앙, 발가락을 구부리
면 움푹한 부분

▷효과 부신기능을 높여
호르몬의 밸런스를 조
절하는 기능이 있다.

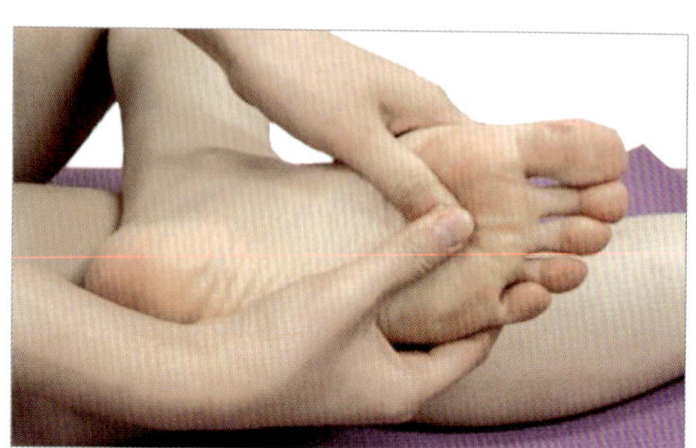

◇양손의 모지를 겹쳐 경
혈에 대고 강하게 압박하여 주무른다.
◇양쪽 경혈을 1회 10초, 반복하여 10회 정도 자극한다.

(3) 태충(太衝)

▷위치 발의 엄지와 제2지 사이, 발등 약간 높이 올라온 부분
▷효과 간의 경락에 있으며 간
의 장혈작용을 조절하고 갱
년기 장해와 부인과 계통 질
환을 개선한다.

◇경혈에 모지를 세우고 강하
게 압박한다. 좁은 장소이므
로 헤어핀이나 마사지 도구
등으로 압박해도 좋다.
◇양쪽 경혈을 1회 6초, 반복
하여 10회 정도 자극한다.

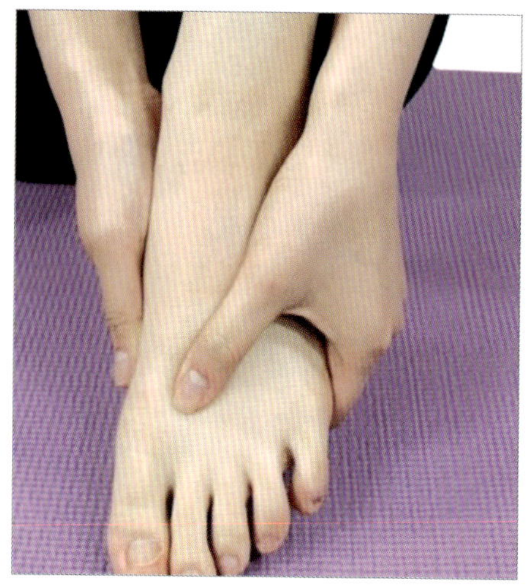

(4) 십선(十宣)

▷위치 손가락 선단, 양손 10개소

▷효과 자율신경의 기능을 조절하고 자율신경 실조에 의한 갱년기 장애에 효과가 있다.

◇손끝에 있는 각각의 경혈을 반대 손과 마주대서 수평방향으로 압박한다.

◇경혈을 1회 6초, 반복하여 10회 정도 자극한다.

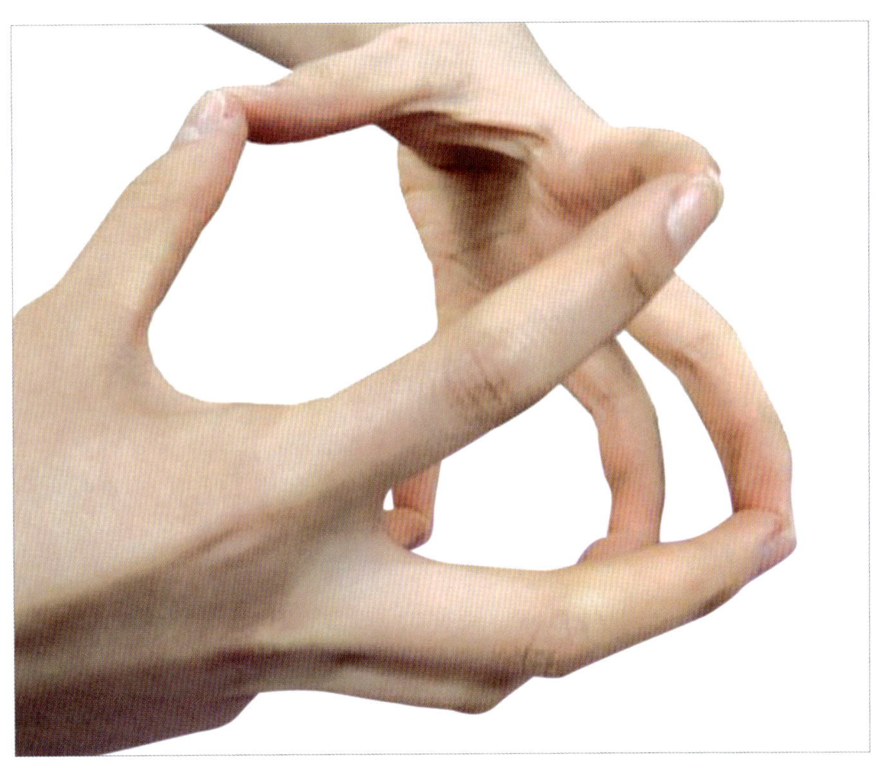

4 냉증

1) 냉증은 만병의 근원, 하반신을 차갑지 않게 주의하자!

냉증은 말초혈관이 긴장하여 혈행이 나빠져 일어나는 증상으로, 손발이나 허리 등 특정한 부위에만 냉증을 느낀다.

'기허', '혈허'(몸의 에너지나 혈이 부족하다), '기체'(기의 흐름이 좋지 않다), '어혈'(혈행장해)의 경우에 많이 나타나며, 기, 혈의 장애로 몸이 차가워 일어난다. 중의학에서는 '냉증'을 여러 가지 질병의 원인으로 파악하여 중시하고 있어, 냉증을 치료하는 것만으로 몸의 여러 부조현상이 개선된다고 보고 있다. 족욕 등으로 몸을 따뜻하게 하고 하반신을 차갑지 않도록 유지한다.

2) 냉증에 효과적인 경혈

(1) 양지(陽池)

▷위치 손등 방향으로 손목을 젖혔을 때 생기는 주름의 중앙

▷효과 몸의 양기를 높이고 호르몬 밸런스를 조절하여 혈행을 좋게 한다.

◇반대쪽 손의 모지를 경혈에 대고 압박하여 주무른다.
◇양손의 경혈을 1회 6초, 반복하여 10회 정도 자극한다.

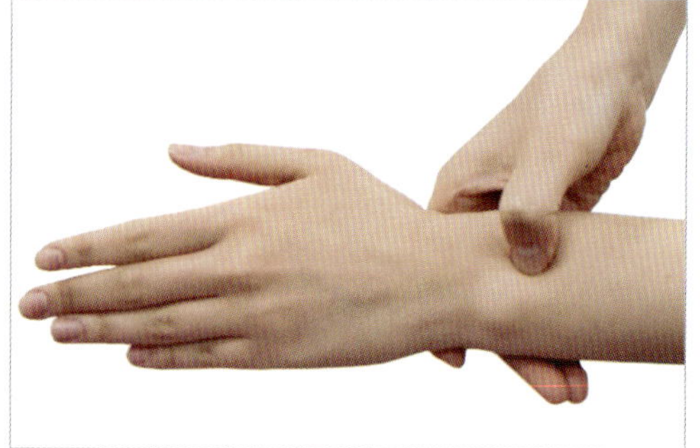

(2) 태계(太谿)

▷**위치** 안쪽 복사뼈 바로 뒤, 아킬레스건 사이의 움푹한 부분

▷**효과** 생명 에너지인 기를 보충하고 혈행을 개선하여 자율신경의 밸런스를 조절한다. 또 여성 호르몬의 분비도 활발히 한다.

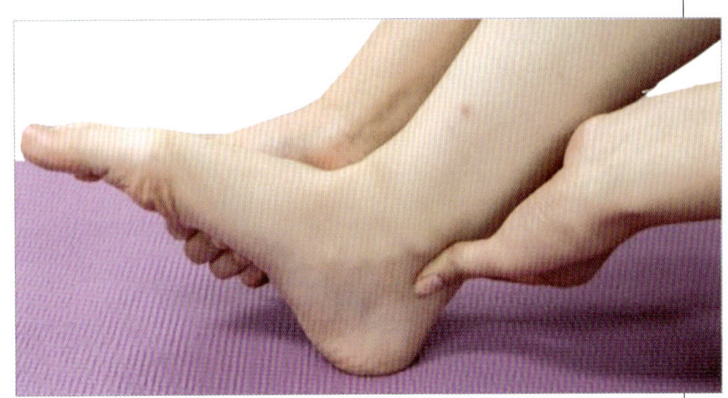

◇모지를 경혈에 대고 약간 통증을 느낄 정도로 압박하여 주무른다.

◇양쪽 경혈을 1회 6초, 반복하여 10회 정도 자극한다.

(3) 신유(腎兪)

▷**위치** 허리 높이에 있는 척추(제2요추)의 중심에서 손가락 두 마디 바깥 부분

▷**효과** 체력증강, 신장의 기능을 활발히 하는 경혈로, 허리 아래를 따뜻하게 하고 몸 전체의 컨디션을 조절한다.

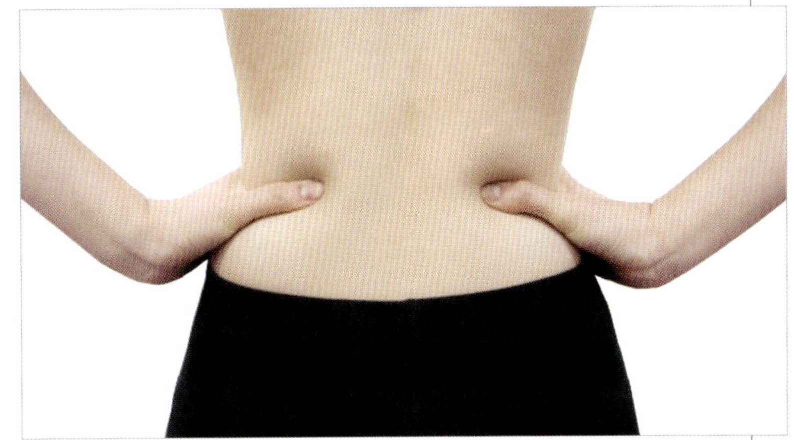

◇양손을 허리에 대고 경혈 부분을 모지로 압박하여 주무른다. 통증이 강할 때에는 너무 강하게 주무르지 않을 것.

◇경혈을 1회 10초, 반복하여 10회 정도 자극한다.

(4) 용천(湧泉)

▷위치 장심의 약간 상중앙, 발가락을 구부리면 움푹한 부분

▷효과 위의 기능을 높이고 자율 신경을 조절하여 부인과 계통 의 질환이나 냉증에 효과적이 다. 다른 경혈과 조합해서 마사 지하면 더욱 효과가 크다.

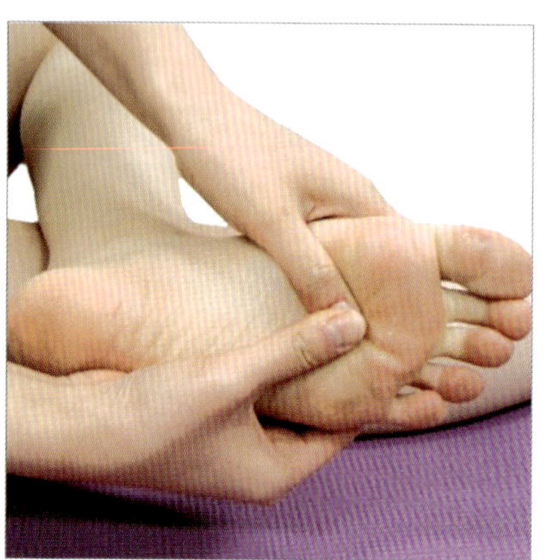

◇양손의 모지를 겹쳐 경혈에 대 고 강하게 압박하여 주무른다.
◇양쪽 경혈을 1회 10초, 반복하 여 10회 정도 자극한다.

(5) 팔풍(八風)

▷위치 양쪽 발등 쪽 발가락 사이 아래, 모두 8개 경혈

▷효과 혈행을 좋게 하고 손끝을 따뜻하게 한다.

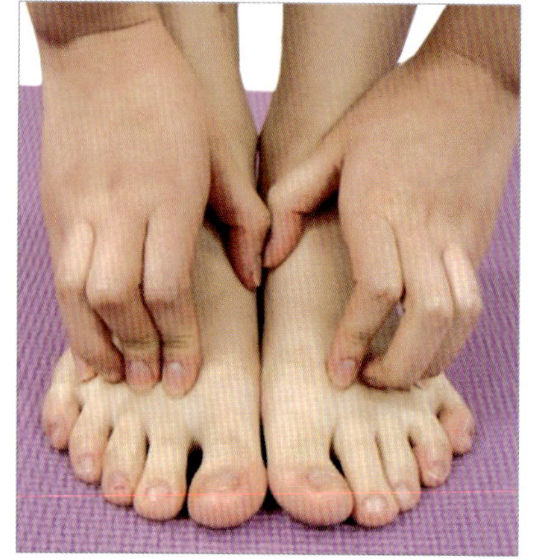

◇양손의 모지를 양쪽 경혈에 대 고 서서히 체중을 실어 압박한 다.
◇혹은 모지와 시지로 경혈을 집 어 주무른 뒤 발가락을 뺀다.

5 검버섯, 주근깨

1) 안면의 혈행을 개선하여 검버섯, 주근깨를 옅게 한다!

검버섯, 주근깨는 모두 멜라닌 색소 증가로 인해 생긴다. 검버섯은 중장년 여성에게 많이 생기고, 뺨이나 눈 주위, 이마에 옅은 갈색에서 갈색 색소침착이 일어나는 것이다. 주근깨는 얼굴, 손등, 팔, 등 등에 작은 갈색 반점이 되어 나타난다.

기혈수론에 의하면 모두 '어혈'(혈행불량)이 원인이다. 혈행이 나빠지면 혈액이 국부에 쌓이기 쉽다. 특히 안면부는 모세혈관이 많이 분포하고 있기 때문에 얼굴에 색소가 침착하기 쉬워지는 것이다. 매일 마사지를 지속하여 혈행을 개선함으로써 검버섯이나 주근깨를 옅게 할 수 있다.

2) 검버섯, 주근깨에 효과적인 경혈

(1) 사죽공(絲竹空)

▷위치 좌우의 눈썹 끝의 작게 움푹한 부분

▷효과 혈행 불량에 따른 검버섯 등의 색소침착이나 눈꼬리의 잔주름에 효과가 있다. 또 두통이나 눈이 피로할 때 사죽공을 압박하면 편안해진다.

◇양손의 시지 끝을 경혈에 대고 동시에 천천히 압박했다 천천히 떼는 것을 반복한다.

◇경혈을 1회 3초, 반복하여 10회 정도 자극한다.

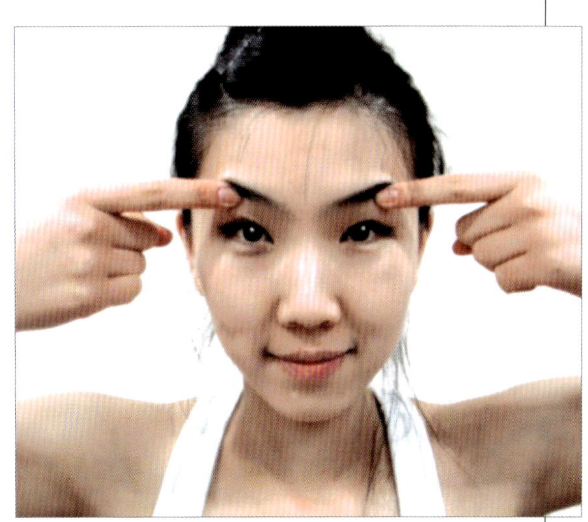

(2) 찬죽(攢竹)

▷**위치** 눈썹 안쪽 움푹한 부분

▷**효과** 혈행을 좋게 하여 얼굴이나 몸의 부종을 해소할 뿐 아니라 검버섯이나 주름 개선, 예방에도 효과가 있다. 눈의 피로나 눈에서 오는 두통에도 사용된다.

◇양손의 시지 끝을 경혈에 대고 천천히 압박하고 천천히 떼는 것을 반복한다.
◇경혈을 1회 3초, 반복하여 10회 정도 자극한다.

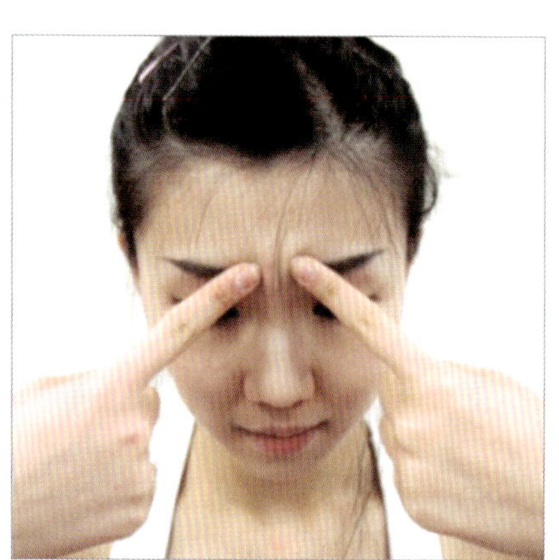

(3) 승읍(承泣)

▷**위치** 똑바로 앞을 보았을 때 동공 바로 아래

▷**효과** 피부의 노화를 지연시켜 검버섯을 개선하고, 주름이나 탄력저하에도 효과가 있다. 또한 수면부족에 따른 다크서클이나 부은 눈을 해소하는 효과가 있다.

◇양손의 시지 끝을 경혈에 대고 천천히 압박하고 천천히 떼는 것을 반복한다.
◇경혈을 1회 3초, 반복하여 10회 정도 자극한다.

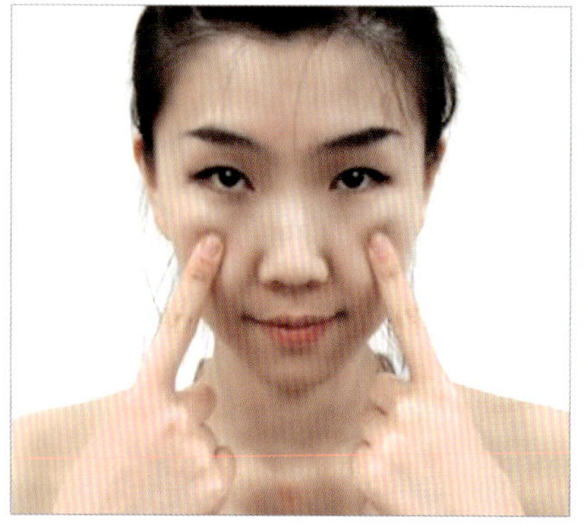

6 여드름, 뾰루지

1) 스트레스나 불규칙한 생활을 개선하고 릴랙스!

얼굴이나 등, 경부 등의 모공에 피지가 쌓여 염증을 일으키는 것이 여드름이다. 뾰루지란 피부에 생기는 전반적인 트러블을 가리키기 때문에 여드름도 뾰루지 중 하나라고 할 수 있다.

장부변증론에서는 위장에 문제가 있어 노폐물이 쌓이면 여드름, 뾰루지가 생기기 쉽다. 또한 '신허'나 호르몬 밸런스의 이상이나 스트레스에 따라 간 기능이 저해되는 '간기울체'도 원인이 된다.

폭음폭식이나 수면부족 등의 생활습관을 개선하고 스트레스를 해소하여 즐거운 매일을 보내도록 하자.

2) 여드름, 뾰루지에 효과적인 경혈

(1) 합곡(合谷)

▷**위치** 모지와 시지가 나누어지는 움푹한 부분

▷**효과** 대장의 경락에 있어 위장 기능을 조절하고 대사기능을 활성화하여 여드름에 효과가 있다.

◇모지와 시지로 손을 잡고 엄지를 경혈에 대고 손끝이 손등에 박힐 정도의 힘으로 강하게 압박한다.

◇양손의 경혈을 1회 6초, 반복하여 10회 정도 자극한다.

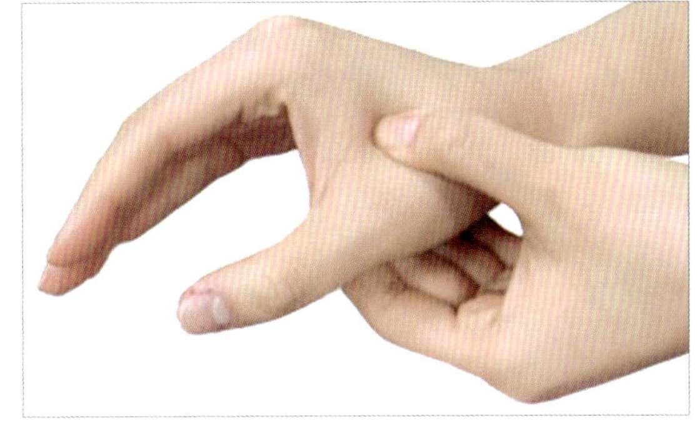

(2) 곡지(曲池)

▷**위치** 팔꿈치를 굽힐 때 생기는 움푹한 부분

▷**효과** 전신의 면역기능을 증진시켜 면역 밸런스의 이상에서 오는 여드름이나 뾰루지에 효과가 있다.

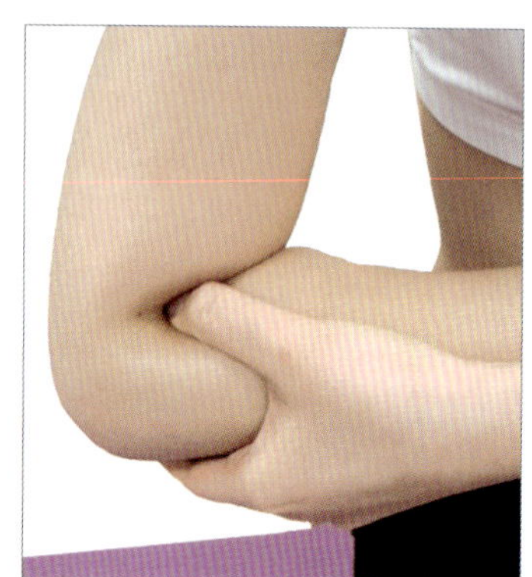

◇다른 한 쪽 손으로 팔꿈치를 붙잡아 모지를 경혈에 대고 천천히 압박하여 주무른다. 압박할 때 모지를 세우듯이 하여 힘을 준다. 양손의 경혈을 1회 6초, 반복하여 10회 정도 자극한다.

(3) 하관(下關)

▷**위치** 이주의 바로 앞 손가락 한 마디 앞 부분, 입을 벌리면 올라오고 다물면 움푹한 부분

▷**효과** 내장기능 저하에 따른 혈행불량을 해소하고, 내장을 활성화시켜 피부 트러블을 치료한다.

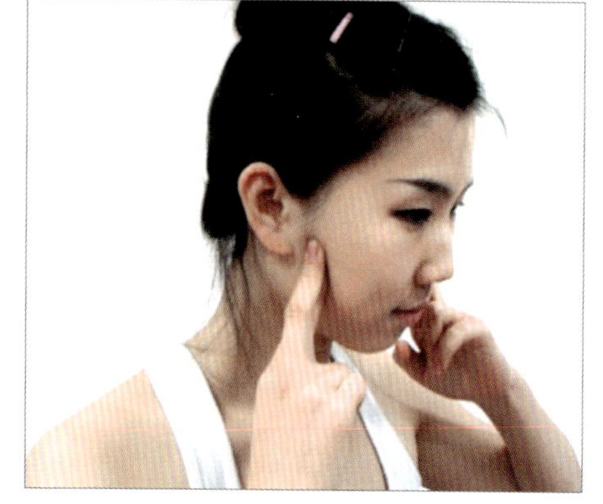

◇양손의 시지나 간지를 경혈에 대고 좌우 동시에 천천히 압박하고 천천히 떼는 것을 반복한다.

◇경혈을 1회 3초, 반복하여 10회 정도 자극한다.

7 칙칙한 피부

1) 내장을 활성화하고 투명감을 되찾는다!

칙칙한 피부의 큰 원인은 각질층의 투명감 저하에 있다. 각질층의 투명감이 없어지면 피부 내측 혈색이 잘 보이지 않고 칙칙해 보이는 것이다.

중의학에서는 혈액은 전신이나 피부의 영양과 윤기를 주는 작용을 한다. 피부의 칙칙함의 원인은 혈행불량에 따른 '어혈'에 의한 것으로, 기혈수의 부족도 원인이라고 할 수 있다. 또 오장론에서는 피부는 '폐'와 관계가 깊기 때문에 기혈을 담당하는 '비장'이나 '간장', '폐' 기능을 높여주어야 한다. '피부는 내장의 거울'이라고 하듯이, 내장의 활성화가 피부에 윤기나 투명감을 준다.

2) 칙칙한 피부에 효과적인 경혈

(1) 사백(四白)

▷위치 눈동자 중앙에서 엄지 한 마디 아래 움푹한 부분

▷효과 안면의 혈행을 개선하여 얼굴의 칙칙함이나 부종, 검버섯, 주름 등, 미용효과가 있는 경혈이다.

◇양손의 시지를 경혈에 대고 숨을 내쉬면서 천천히 압박한다. 경혈을 1회 3초, 반복하여 10회 정도 자극한다.

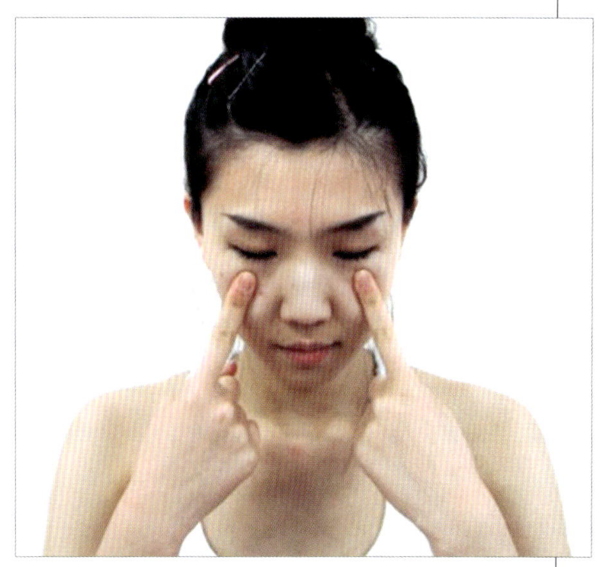

(2) 승장(承奬)

▷**위치** 아랫입술 바로 아래, 중앙
의 움푹한 부분

▷**효과** 혈행을 개선하여 얼굴의 칙
칙함이나 부종에 효과가 있다.

◇간지 위에 시지를 겹쳐 경혈에
대고 숨을 내쉬면서 천천히 압박
한다.

◇경혈을 1회 6초, 반복하여 10회
정도 자극한다.

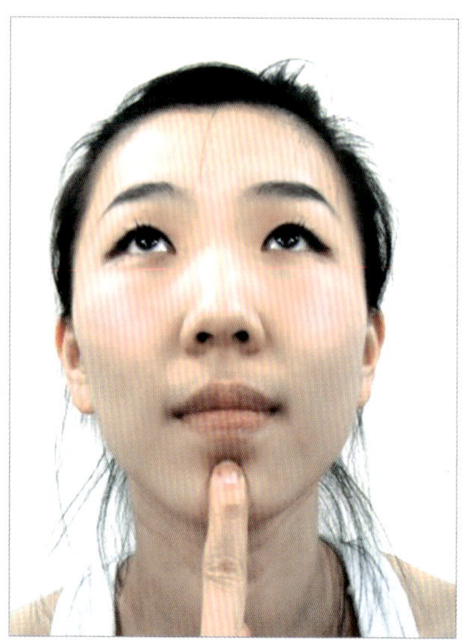

(3) 하관(下關)

▷**위치** 이주의 바로 앞 손가락 한 마디 앞 부분, 입을 벌리면 올라오고 다물
면 움푹한 부분

▷**효과** 내장기능의 저하에 따른 혈
행불량을 해소하고, 내장을 활성
화시켜 피부에 윤기를 되찾는다.

◇양손의 시지나 간지를 경혈에 대
고 좌우 동시에 천천히 압박하고
천천히 떼는 것을 반복한다. 경
혈을 1회 6초, 반복하여 10회 정
도 자극한다.

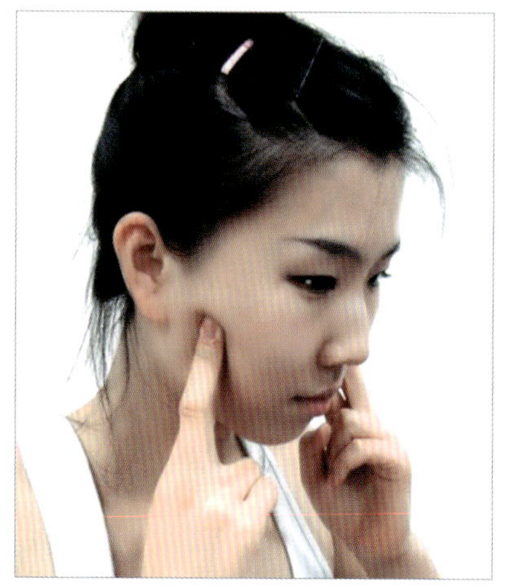

8 거친피부, 잔주름

1) 피부 보습과 함께 '신장' 기능을 높인다!

거친피부는 건조함 때문에 각질층이 버석버석해져 피부 표면을 만졌을 때 촉촉한 느낌이 사라진 상태를 말한다. 또 잔주름도 수분부족이 원인이다. 눈가 등을 중심으로 피부 표면이 건조하면 잔주름이 많이 생기게 된다.

중의학에서는 피부 거침의 내적 요인을 '혈허'와 '어혈', '기혈'으로 본다. 혈액이 부족하거나 혈행불량처럼 기의 정체가 일어나면, 피부 영양이나 윤기가 전신에 전달되지 않고 피부가 건조하여 피부 거침이 일어난다. 잔주름도 마찬가지이다. 생명력을 담당하는 '신장'의 기능을 높여 기혈의 흐름을 개선하자.

2) 거친피부에 효과적인 경혈

(1) 권료(顴髎)

▷위치 양볼의 광대뼈 가장 높은
　부분 바로 아래

▷효과 피부에 윤기를 주어 피부
　거침이나 주름, 기미 등 피부
　트러블 전반에 효과가 있다.

◇양손의 간지로 가볍게 자극한
　다. 힘을 너무 가하면 빨개지므
　로 주의한다.

◇경혈을 1회 3초, 반복하여 10회
　정도 자극한다.

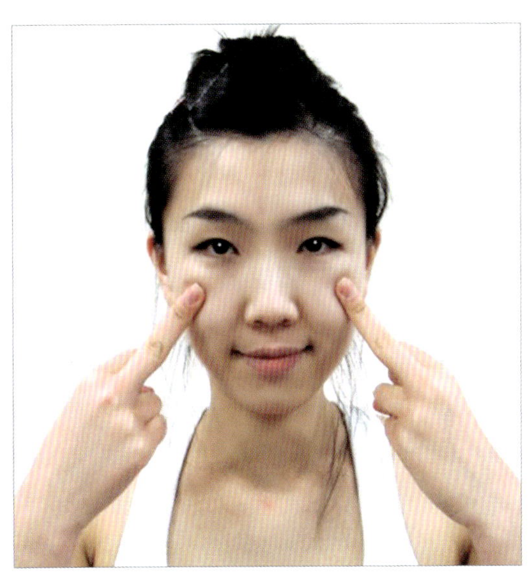

(2) 청명(晴明)

▷**위치** 코의 근원과 눈 구석 안쪽의 움푹한 부분

▷**효과** 얼굴 근육을 풀어 혈행을 개선하고 피부의 컨디션을 조절한다. 눈가의 잔주름에 효과적이다.

◇모지와 시지로 눈 안쪽을 잡고 그대로 부드럽게 압박한다. 경혈을 1회 6초, 반복하여 10회 정도 자극한다.

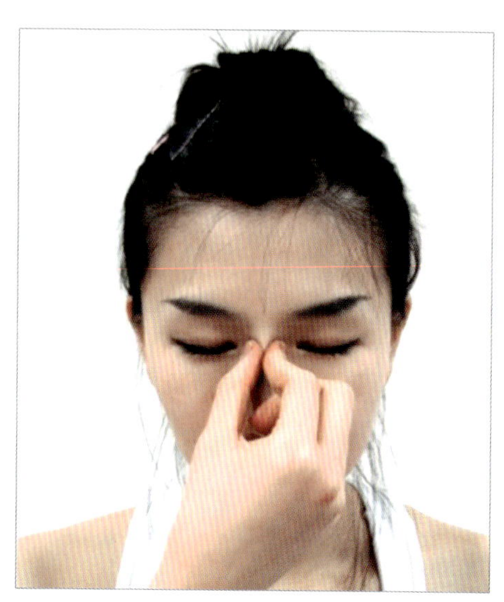

(3) 양지(陽池)

▷**위치** 손등 측, 손목을 젖혔을 때 생기는 주름의 중앙

▷**효과** 호르몬의 밸런스를 조절하여 혈행을 개선하여 피부에 윤기를 주어 피부 거침에 효과적이다.

◇반대 손 모지를 경혈에 대고 강하게 압박한다.

◇양손의 경혈을 1회 6초, 5회씩 반복하여 총 10회 정도 자극한다.

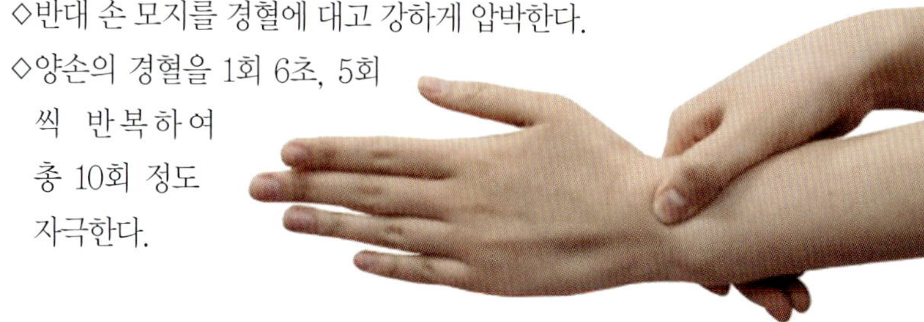

9 탈모

1) 스트레스에 강한 몸

최근에는 스트레스의 영향으로 탈모나 원형탈모증으로 고민하는 사람이 늘고 있다.

오장론에서 '신장'은 전신의 정기(에너지)를 모아두는 장기로 모발에 영양을 전달하는 역할을 한다. '간'에는 혈액을 저장하고 조절하는 기능이 있다. 모발의 영양에는 정과 혈이 필요하므로 '신허'(신장의 에너지가 부족하다) 상태가 되면 새로운 모발을 기를 수 없다. 그렇게 되면 탈모를 일으키기 쉬우므로 '신장'과 '간'의 기능을 높여 탈모를 예방해야 한다. 또 스트레스나 고민거리에 '기'의 혼란도 큰 적이다.

2) 탈모에 효과적인 경혈

(1) 백회(百會)

▷위치 두정부 거의 중앙, 양 귀 상단을 이은 선과 미간 중앙의 연장선이 교차하는 점

▷효과 기의 흐름을 담당하는 중요한 경혈로, 전신의 에너지 흐름을 조절하고 자율신경을 조절하여 탈모에 효과적이다.

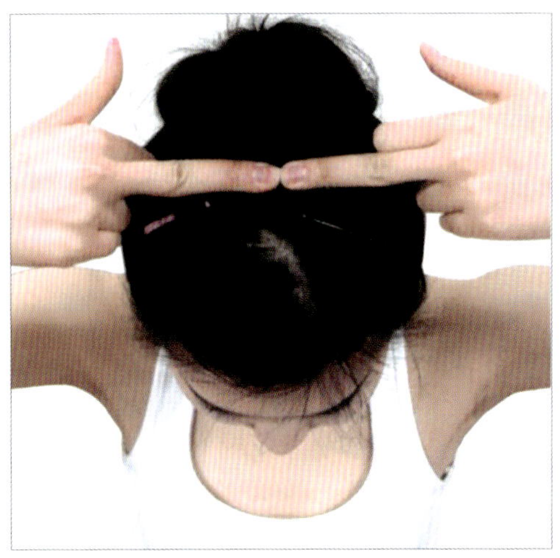

◇양손의 간지를 겹쳐 경혈에 대고 똑바로 아래를 향해 강하게 압박한다. 두피가 잘 움직이는 지점을 특히 압박하면 효과적이다.

◇경혈을 1회 10초, 반복하여 10회 정도 자극한다.

10 다이어트

1) 체질에 맞는 다이어트로 내면부터 아름답게!

한방 다이어트란 체질에 맞춘 한방약이나 경혈, 건강차 등을 이용하여 근본부터 체질개선을 도모하는 것이다.

경혈마사지는 기혈수의 흐름을 조절하고 내장을 원활히 하여 인간의 자연치유력을 높여 대사능력을 증진시키고, 밸런스 있는 아름다운 몸을 만든다. 여기에서는 비만의 원인에 따라 체질을 '혈 비만유형', '기 비만유형', '수 비만유형' 세 가지로 나누어 각각의 살이 찌는 원인과 다이어트 효과가 있는 경혈을 소개하여 자신의 체질에 맞는 경혈 마사지를 실시할 수 있게 했다.

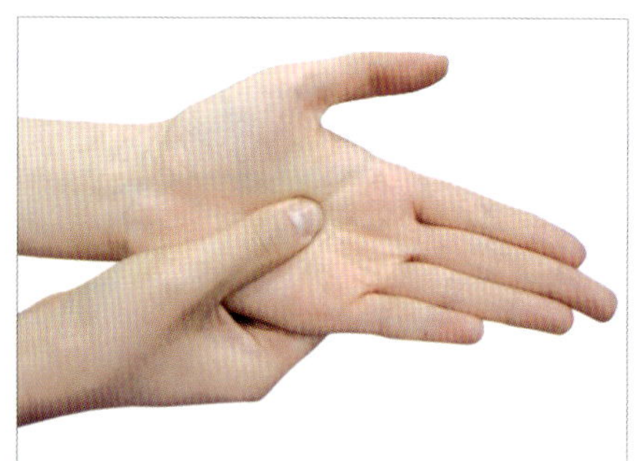

2) 다이어트에 효과적인 경혈

[혈 비만유형]

혈류에 이상이 있어 혈액의 오염, 혈행불량, 혈량부족 등으로 인하여 여분의 노폐물이 배설되지 않으면 지방이 되어간다.

(1) 혈해(血海)

▷위치 똑바로 의자에 앉아 무릎에 힘을 주었을 때 무릎 안쪽에 생

기는 움푹한 부분, 혹은 슬개골에서 손가락 세 마디 위 부분

▷**효과** 이름 그대로 혈의 정체를 제거하고 혈액순환을 개선해 주는 경혈이다. 신진대사를 좋게 하여 '혈허', '어혈' 유형의 다이어트에도 효과가 있다.

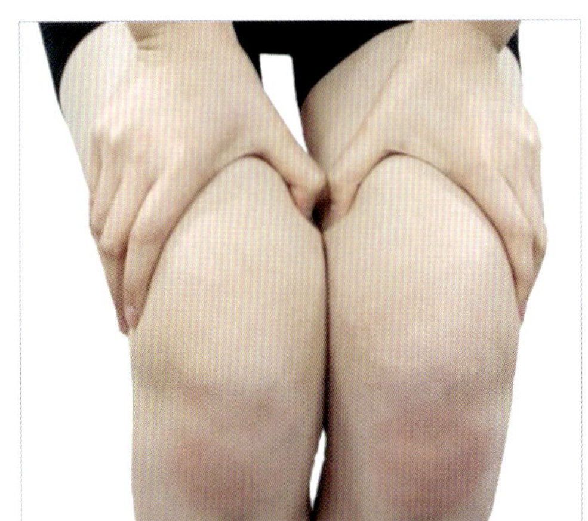

◇양손의 모지를 경혈에 대고 발을 풀듯이 손가락을 전후좌우로 움직이면서 압박한다.
◇경혈을 1회 6초, 반복하여 10회 정도 자극한다.

(2) 삼음교(三陰交)

▷**위치** 안쪽 복사뼈 위에서 손가락 네 마디 올라간 뼈 뒤쪽
▷**효과** 비장, 간장, 신장 3개 경락이 교차하는 중요한 경혈로, 몸 전체의 혈행을 개선하여 자율신경과 호르몬 밸런스를 조절하여 다이어트에 효과가 있다.

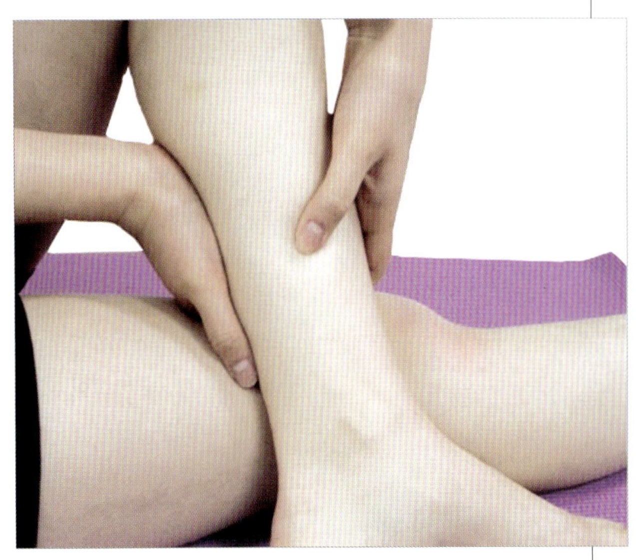

◇모지를 경혈에 대고 삼음교에서 정강이 뼈를 향해 강하게 압박한다.
◇양쪽 경혈을 1회 6초, 반복하여 10회 정도 자극한다.

[기 비만유형]

스트레스가 원인으로 에너지 대사가 나빠져 여분의 지방이나 노폐물이
쌓이는 '스트레스 비만' 유형이다.

(1) 기해(氣海)

▷**위치** 배꼽에서 손가락 두 마디 아래

▷**효과** 기가 모이는 경혈로, 기의 흐름을 활발히 하여 기 부족에 따른 여러
증상을 개선하고, 신진대사
를 높이고 여분의 지방이나
노폐물을 배출한다.

◇양손의 간지를 겹쳐 경혈에
대고 천천히 약하게 압박한
다. 경혈을 1회 반복하여 10
회 정도 자극한다.

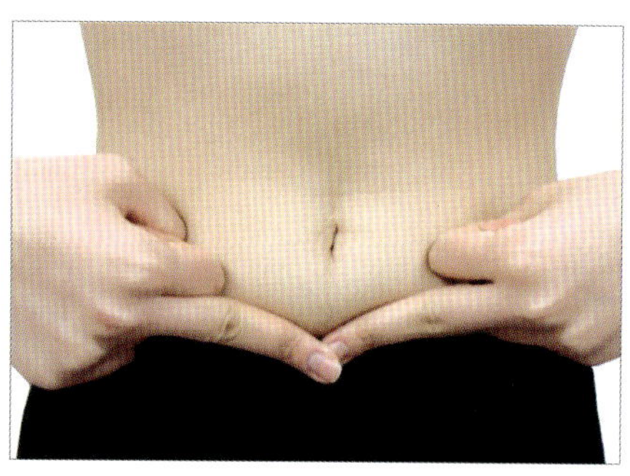

(2) 중완(中脘)

▷**위치** 배꼽과 명치 가운데, 배꼽에서 손가락 다섯 마디 위 부분

▷**효과** 경혈의 위치가 내장기
능을 조절하는 자율신경총
이 있는 부분에 해당한다. 그
때문에 넓은 범위의 증상에
효과가 있는데 기의 흐름을
조절하여 다이어트에도 효
과가 있다.

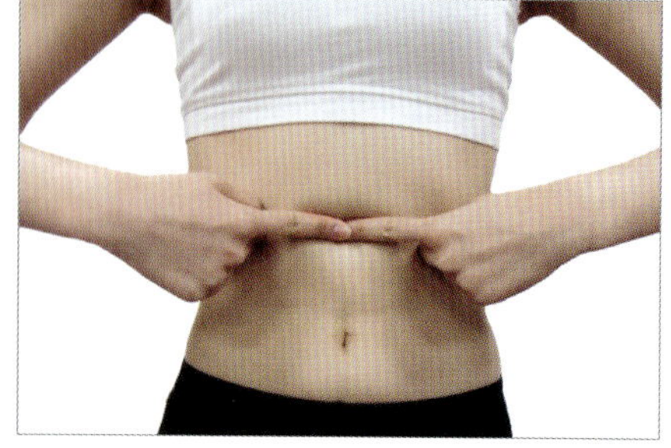

◇양손의 간지를 겹쳐 경혈에 대고 천천히 압박한다. 숨을 내쉬면서 서서히 힘을 가한다.

◇경혈을 1회 6초, 반복하여 10회 정도 자극한다.

[수 비만유형]
체내에 여분의 수분이 쌓여 생기는 수 비만유형이다.

(1) 수분(水分)

▷위치 배꼽 위 손가락 한 마디 부분

▷효과 전신의 수분대사를 높이고 여분의 수분을
　배설하여 다이어트 효과가 있다.

◇양손의 시지를 겹쳐 경혈에 대고 숨을 내쉬면서
　천천히 압박한다.

◇경혈을 1회 6초, 반복하여 10회 정도 자극한다.

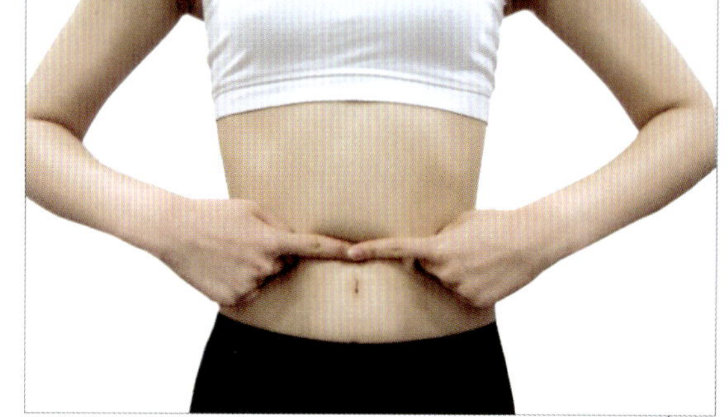

(2) 용천(湧泉)

▷위치 장심에서 약간 상중앙, 발가락을 구부
　리면 움푹한 부분

▷효과 신장의 수분대사와 기화기능을 높여
　여분의 수분이 잘 쌓이지 않도록 하여 다이
　어트 효과가 있다.

◇양손의 모지를 겹쳐 경혈에 대고 강하게 압
　박하여 주무른다. 양쪽 경혈을 1회 10초, 반
　복하여 10회 정도 자극한다.

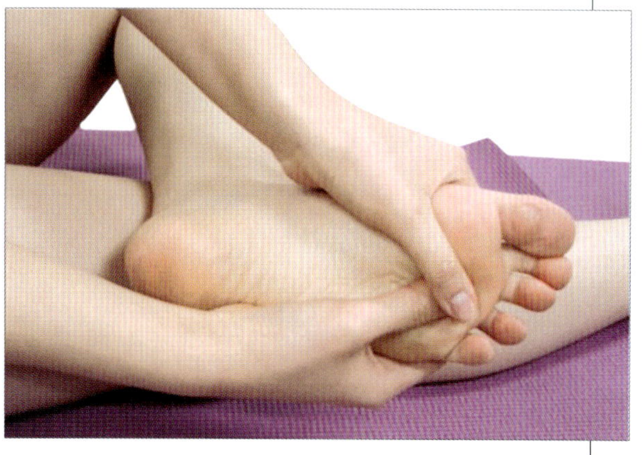

참고문헌

육조영 (1998). 운동후 Stretching과 Sports Massage가 피로회복에 미치는 영향. 한국스포츠리서치, 9(2).

육조영 (1999). 발관리요법. KSIDI 출판부.

육조영 (1999). 수면요법. KSIDI 출판부.

육조영 (1999). 피부마사지 요법. KSIDI 출판부.

육조영, 김명기, 이윤근, 임정일, 김석일, 김희선 (2000). 스포츠 마사지학. 도서출판 홍경.

Antoni, M.H., Goodkin, K., Goldstein, V., Laperriere, A., Ironson, G., & Fletcher, M.A. (1991). Coping responses to HIV-1 sorostatus notification predict short-term affective distress and one year immunologic status in HIV-seronegative and seronegative gay men [Abstract]. *Psychosomatic Medicine. 53*, 227.

Arkko, P.J., Pakarinen, A.J., & Kari-Koskinen, O. (1983). Effects of whole body massage on serum protein, electrolyte and hormone concentrations, enzyme activites, and hematological parameters. *International Journal of Sports Medicine. 4*, 265-267.

Armstronh, R.B., Warren, C.L., & Wyatt, F. (1989). The effects of massage treatment on exercise fatique. *Clinical Sports Medicine. 1*, 189-196.

Balnave, C.D., & Thompson, M.W. (1993). Effects of training on eccentric exercise-induced muscle damage. *Journal of Apple Applied Physiology. 75*, 1545-1551.

Barbach, L. (1983). For Each Other Doublenday Anchor Press.

Barlow, A., Clarke, R., Johnson, B., Seabourne, D., Thomas, & Gal, J. (2004). Effect of massage of the hamstring muscle group on performance of the sit and reach test. *Br. J. Sports Med. 38*, 349-351.

Barlow, Y., & Willouby, J. (1992). Pathophysiology of soft tissue repair. *Britigh Medicine Bullitin. 48*, 698-711.

Batavia, M. (2004). Contraindications for therapeutic massage: do sources agree? *Journal of bodywork and movement therapies. 8*, 48-57.

Berk, L.S., Nieman, D.C., & Youngberg, W.S. (1990). The effect of long endurance running on natural killer cells in marathoners. *Medical and Science in Sports and Exercise. 22*, 207-212.

Blalock, J.E. (1984). The immune system as a sensory organ. Journal *of Immunoligy. 32*, 1067-1070.

Brahmi, Z., Tomas, J.E., Park, M., & Dowdeswell, I.A.G. (1985). The effect of acute exercise on natural killer cell activity of trained sedentary human sebjets. *Journal of Allergy Clinical Immunology. 5*, 321-328.

Cafarelli, E., & Flint, F. (1992). The role of massage in preparation for and recovery from exercise. *Sports Medicine. 14*, 1-9.

Callaghan, M.J. (1993). The role of massge in the management of the athlete : a review. *British Jurnal of Sports Medicine. 27*, 28-33.

Carroll, K.K., Flynn, M.G., Bodary, P.F., Bushman., Choi, D.H., Weiderman, C.A., Brickmanm, T.M., Brickman, L.E., & Brolinson, B.A. (1995). Resistance Training and immune system function of young men. *Medical and Science in Sports and Exercise. 27*, S176.

Clarkon, P.M., & Newham, D.J. (1994). Associations between muscle soreness, damage and fatigue. *Advaned Experimental Medical Biology. 384*, 457-469.

Clarkson, P.M., & Sayers, S.P. (1999). Etiology of exercise-induced muscle damage. Canadian *Journal of Applied Physiology. 23*, 234-248.

Corbin, L. (2005). Safety and efficacy of massage therapy for patients with cancer. *Journal of cancer control. 12(3)*, 158-164.

Crenshaw, A.G., Thornell, L.E., & Friden, J. (1994). Intramusclular pressure, torque and swelling in the exercise-induced sore vastus lateralis muscle. *Act Physiology Scandinavian. 152*, 265-277.

Doershuckm, C.M., Allard, M.F., Lee, S., Brumawell, M.L., & Hogg, J.C. (1988). Effect of epinephrine on neutrophil kinetics in rabbit lungs. *Journal of Applied Physiology. 63*, 401-407.

Drew, T., Kreider, R., & Drinkard, B. (1990). Effects of post-event massage therapy on repeated ultra-endurance cycling. *International Journal of Sports Medicine. 11*, 407.

Edward, A.J., Bacon, T.H., Elms, C.A., Verardi, R., Felder, M., & Knight, S.C. (1984). Changes in the populations of lymphoid cells in human peripheral blood following physcal exercise. *Clinical Experimental Immunology. 58*, 420-427.

Eisenberg, D.M., Kessler, R.C., Foster, C., Norlock, F.E., Calkins, D.R., & Delbanco, T.L. (1993). Unconventional medicine in the United States: Prevalence, coats and patterns of use. *New England Journal of Medicine. 328*, 246-252.

Ernst, E. (1998). Does post-exercise massage treatment reduce delayed onset muscle soreness? A systematic review. *British Journal of Sports Medicine. 32(3)*, 212-4.

Ernst, E. (2004). Manual therapies for pain Control: Chiropractic and massge. *Clin. J. Pain. 20*, 8-12.

Esperson, G.T., Elback, A., Ernst, E., Toft, E., Kaalund, S., Jersild, C., & Grrunner, N. (1990). Effect of physical exercise on cytokines and lymphocyte subpopulation inhnman peripherial blood. *Acta Pathology & Immunology Scandinaviam. 98*, 395.

Evans, W., & Cannon, J. (1991). Metabolic effects of exercise-induced muscle damage. Exercise and Sports Science Review. 19, 125.

Faulkner, J.A., Brooks, S.V., & Opiteck, J.A. (1993). Injury to skeletal muscle fibres during contraction : Conditions of occurrence and prevention. Physiological Therapy. 73. 911-921.

Ferrell-Torry, A.T., & Glick, O.J. (1993). The use of therapeutic massage as a nursing intervention to modify anxiety and the perception of cancer pain. Cancer Nursing. 16, 93-101.

Ferry, A., Picard, F., Duvallet, A., Weill, B., & Rieu, M. (1990). Changes in blood leukocyte populations induced by acute maximal and chronic submaximal exercise. *European Journal of Applied physiology. 59*, 435-442.

Field, T., Grizzle, N., Scafidi, F., & Schanberg, S. (1994). Massge and relaxation therapies' effects on depressed mothers. Manscript under reivew.

Field, T., Hernandez-Reif, M., Diego, M., Feijo, L., Vera, Y., & Gil, K. (2004). Massage therapy by parents improves early growth and development. Infant behavior & development. 27, 435-442.

Field, T., Morrow, C., Valdeon, C., Larson, S., Kuhn, C., & Schanberg, S. (1992). Massage reduces anxiety in child and aldolesscent psychiatric patients. *Journal of American Academic Child and Adolescent Psychiatry. 31*, 125-131.

Fitts, R.H. (1994). Cellulae Mechanisms of muscle fatique. *Physiololgical Review. 74*, 49-94.

Flankiln, G.A. (1993). The role of massage in preparation for and recovery from exercise. *Sports Medicine, 14(1).*

Fraser, J., & Kerr, J.R. (1993). Psychophysiological effects of back massage on elderly insstitutionalized patients. *Journal of Advance Nursing. 18*, 238-245.

Fulmer, J.E. (1994). The effect of pre-performance massage on frequency in sprinters. *Atheletic Training. 26.*

Galloway, S.D.R., & Watt, J.M. (2004). Massage provision by physiotherapists at major athletics events between 1987 and 1998. *Br. Sports Med. 38*, 235-237.

Goats, G.C. (1994). Massage : the scientific basis of an ancient art. Part 1. Yhe techniques. *British Journal of Sports Medicine. 28*, 149-152.

Gupta, S., Goswami, A., Sadhukhan, A.K., & Mathur, D.N. (1996). Comparative study of lactate removal in short term massage of extremities, active recovery and a passive recovery period after supramaximal exercise sessions. *International Journal of Sports Medicine. 17(2)*, 106-110.

Hart, J.M., Swanik, C.B., Tierney, R.T. (2005). Effects of sport massage on limb girth and discomfort associated with eccentric exercise. *Journal of athletic training. 40(3)*, 181-185.

Hinds, T., Mcewan, I., Perkers, J., Dawson, E., Ball, D., & George, K. (2004). Effects of massage on limb and skin blood flow after quadriceps exercise. American college of sports medicine.

Hoffman-Goetz, L., & Pederson, B.K. (1994). Exercise and the immune system; a model of the stress response? *Immunology Today. 15*, 382-387.

Howatson, G., Garze, D., & Someren, K.A. (2005). The efficacy of ice massage in the treatment of exercise-induced muscle damage. *Scand J. Med. Sci. Sports. 15*, 416-422.

Howell, J.N., Chleboun, G., & Conatser, R. (1993). Muscle stiffness, Strength loss, swelling and soreness following exercise-induced injury in humans. *Journal of Physiology. 464*, 183-196.

Hunt, M.E. (1990). Physiotherapy in sports medicine. In : Torg, J.S., Welsh, P.R. & Shephard, R.G.(Eds.). *Current Therapy in Sports Medicine. 2*, 48-50.

Hunter, A.M., Watt, J.M., Watt, V., & Galloway, S.D.R. (2006). Effect of lower limb massage on electromyography and force production of the knee extensors. *Br. J. Sports Med. 40*, 114-118.

Ironson, G., & Field, T. (1996). Massage therapy is associated with enhancement of the immune system's cytotoxic capacity. *International Journal of Neuroscience. 84*, 205-217.

Ironson, G., Field, T., Scafidi, F., Hashimoto, M., Kumar, A., Price, A., Goncalves, A., Burman, I., Tetenman, C., Patarca, R., & Fletcher, M.A. (2000). Massage therapy is associated with enhancement of the immune system's cytotoxic capacity. *International Journal of Neuroscience. 84*, 205.

Ironson, G., Friedman, A., Klimas, N., Antoni, M., Fletcher, M.A., Laperriere, Simonneau, J., & Schniederman, N. (1994). Distress, denial and low adherence to behavioral interventions predict faster disease progression in gay men infected with immunodeficiency virus. *International Journal of Behavior Medicine. 1(1)*, 90-105.

Jane, A.D., Richard, R.M., & Sarah, E.C. (1990). Effect of massage on serum level of β-endorphin and β-lipotropin in health adults, Physical therapy.

Jerrilyn, A., Cambron, D.C., M.P.H., Ph.D., Dexheimer, J., L.M.T., & Patrica Coe, D.C., C.M.T. (2006). Changes in blood pressure after various forms of therapeutic massage: a preliminary study. *The journal of alternative and complement medicine. 12(1)*, 65-70.

Jonhagen, S., Ackermann, P., Eriksson, T., Saartok, T., & Renstrom, P.A.F.H. (2004). Sports massage after eccentric exercise. *Am. J. Sports Med. 32(6)*, 1499-1503.

Kaye, A.D., Kaye, A.J., Swinford, J., Baluch, A., Bawcom, B.A., Lambert, T.J., & Hoover, J.M. (2008). The effect of deep-tissue massage therapy on blood pressure and heart rate. The journal of Alternative and complementary medicine. 14(2), 125-128.

Kendall, A., Hoffman-Goetz, L., Houston, M., & MacNeil, B. (1990). Exercise and blood lympocyte subset responses : intensity, duration and subject fitness effects. *Journal of Applied Physiology. 69(1)*, 251-260.

Kiecolt-Glaser, J.K., Glaser, R., Strain, E., Stout, J., Messick, G., Sheppaed, S. Ricker, G., Romisher, S.C., Briner, W., Bonnell, G., & Donnerberg, R. (1985). Psychosocial enhancement enhancement of immunocompetence in a geriatric population. *Health Psychology. 4*, 25-41.

Kiecolt-Glaser, J.K., Glaser, R., Strain, E., Stout, J., Tarr, K., Holliday, J., & Specicher, C.E. (1986). Modulation of cellular immunity in medical students. *Journal of Behavior Medicine. 9*, 5-21.

Kuipers, H. (1994). Exercise-induced muscle damage. *International Journal of Sports Medicine. 15*, 132-135.

Langewitz, W., Ruttiman, S., Laifer, G., Maurer, P., & Kiss, A. (1994). The intergration of alternative treatment modalities in hiv ibfection-the patient's perspective. *Journal of Psyhosom Reserch. 38*, 687-693.

Leach, R.E. (1998). Hyperbaric oxygen therapy in sports. *American Journal of Sports Medicine. 26*, 489-490.

Lehn, C., & Prentice, W.E. (1994). Massage In Prentice W.E.(ed). Therapeutic Modalities in Sports Medicine. St. Louis, Mosby-Year Book Inc., 335-363.

Lewis, M., & Johnson, M.I. (2006). The clinical effectiveness of therapeutic massage for musculoskeletal pain: a systematic review. *Journal of Physiotherapy. 92*. 146-158.

Lewis, R.K. (1995). A Physiologic evaluation of the sports massage. *Athletic Training. 26*.

Longworth, J.C.D. (1982). Psychophysiological effects of back massage in normotensive females. *Advances Nurse Science. 4*. 44-61.

Mackinnon, L.T. (1989). Exercise and natural killer cells: what is the relationship? *Sports Medicine. 7*, 141-149.

Mackinnon, L.T. (1993). Exercise & *Immunology. Champaign*. IL, Human Kinetics.

Mackinnon, L.T., & Jenkins, D.G. (1993). Decreased salivary immunoglobulins after intense internal exercise before and after training. *Medicine and Science in Sports and Exercise. 25*, 678-683.

McCarthy, D.A., Snyder, A.C., Foster, C., & Wehrenberg, W.B. (1998). The leukocytosis of exercise, a review and model. *Sports Medicine. 6*, 333-363.

McKechnie, G.J.B., Young, W.B., & Behm, D.G. (2007). Acute effects of two massage techniques on ankle joint flexibility and power of the plantar llexors. *Journal of Sports Science and Medicine. 6*, 498-504.

Meek, S.S. (1993). Effects of slow stroke back massage on relaxation in hospice clients. IMAGE: *Journal of Nursing Scholarship. 25*, 17-21.

Moraska, A. (2007). Therapist education lmpacts the massage effect on postrace muscle recovery. University of Colorado at Denver and Health Sciences Center, Denver, Co.

Mori, H., Ohsawa, H., Tanaka, T.H., Taniwaki, E., Leisman, G., & Nishijo, K. (2004). Effect of massage on blood flow and muscle fatigue following isometric lumbar exercise. *Med. Sci. Monit. 10(5)*, 173-178.

Nieman, D.C., Henson, D.A., Gusewitch, G., Warren, B.J., Dotson, R.C., Butterworth, D.E., & Nehlsen-Cannarella, S.L. (1993). Physical activity and immune fuction in elderly women. *Medicine and Science in Sports and Exercise. 25*, 823-831.

Nosaka, K., & Clarkson, P.M. (1992). Relationship between post-exercise plasma CK elevation and muscle mass involved in the exercise. 25. 823-831.

Nosaka, K., & Clarkson, P.M. (1992). Relationship between post-exercise plasma CK elevation and muscle mass involved in the exercise. *International Journal of Sports Medicine, 13(6)*, 471-475.

Oshida, Y., Yamanouchi, K., Hayamizu, S., & Satto, Y. (1988). Effect of acute physical exercise on lymphocyte subpopulation in trained and untrained subjects. *International Journal of Sport Medicine. 9*, 137-140.

Pedersen, B.K., Tvede, N., Hansen, F.R., Anderen, V., Bendixen, G., Bendtzen, K., Galbo, Haahr, P.M., Klarlund, K., Sylvest, J., Thomsen, B.S., & Halkjaer-Kristensen, J. (1988). Modulation of natural killer cell cativity in peripheral blood by physical exercise. *Scandinabica Journal of Immunology. 27*, 673.

Pedersen, B.K., Tvede, N., Klarlund, K., Christensen, L.D., Hansen, F.R., Galbo. H., Kharazmi, A., & kalkjaer-Kristensen, J. (1990). Indomethacin in vitro and in abolishes post-exercise supperssion of natural killer cell activity peripheral blood. *International Journal of Sports Medicine. 11*, 127-131.

Prentice, W.E. (1990). Therapeutic ultrasound In: Prentice, W.E.(Eds.). Therapeutic Modalities in Sports Medicine(3rd ed.). 255-287. St. Louis: Mosby-Yearbook.

Rinder, A.N., & Sutherland, C.J. (1995). An investigation of the effects of massage on quadriceps performance after exercise fatigue. *Complement Therapy of Nurses and Midwifery. 1(4)*, 99-102.

Robertson, A., Watt, J.M., & Galloway, S.D.R. (2008). Effects of leg massage on recovery from high intensity cycling exercise. *Br. J. Sports Med. 38*, 173-176.

Rodenberg, J.B., Bar, P.R., & De Boer, R.W. (1993). Realation between muscle soreness and biochemical and funcional outcomes of eccentric exercise. *Journal of Applied of Applied Physiology. 74*, 2979-2983.

Rodenburg, R.J., & Shek, P.N. (1995). Amino acid, dieting, glycogen, muscle injury, overtraining, reactive, and species : Heavy exercise, nutrition and immune funtion. Is there a connection. *International Journal of Sports Medicine. 16*, 491-497.

Russell, M. (2006). Massage therapy and restless legs syndrome. *Journal of bodywork and movement therapies. 11*, 146-150.

Sala Horowitz (2007). Evidence-based indications for therapeutic massage. Alternative & complementary therapies. 30-35.

Schillinger, A., Koenig, D., Heafele, C., Vogt, S., Heinrich, L., Aust, A., Birnesser, H., & Schmid, A. (2006). Effect of manual lymph drainage on the course of serum levels of muscle enzymes after treadmill exercise. *Am. J. Phys. Med. Rehabil. 85(6)*, 516-520.

Sellwood, K.L., Brunkner, P., Williams, D., Nicol, A., & Himman, R. (2007). Ice-water immersion and delayed-onset muscle soreness: a randomised controlled trial. *Br. J. Sports Med. 41*, 392-397.

Sherman, K.J., Cherkin, D.C., Kahn, J., Erro, J., Hrbek, A., Deyo, A.R., & Eisenberg, D.M. (2005). A survey of training and practice patterns of massage therapists in two US states. BMC *Complementary and Alternative Medicine. 5*, 13.

Sherman, K.J., Dixon, M.W., Thompson, D., & Cherkin, D.C. (2006). Development of a taxonomy to describe massage treatments for musculoskeletal pain. *BMC complementary and alternative medicine. 6*, 24.

Sims, S. (1986). Slow stroke back massage for cancer patients. Nursing Times, 82, 47-50.

Smith, L.L. (1991). Acute inflammation : The underlying mechanism in delayed onset muscle soreness? *Medicine Science in Sports and Exercise. 23*, 542–551.

Smith, L.L., Keating, M.N., Holbert, D., Spratt, D.J., McCammon, M.R., Smith, S.S., & Israel (1994). The effects of athletic massage on delayed onset muscle soreness, creatine kinase and neutrophil count: A preliminart report. *Journal of Orthopedatric in Sports Medicine and Physical Therapy. 19*, 93–99.

Smith, T.A., & Pyne, D.B. (1997). Exercise, training and neutropil function. Exercise Immunology Review. 3, 96–117.

Steves, R., MEd, ATC, PT (2005). Appraising Clinical Studies: A Commentary on the Zainuddin et al and Hart et al Studies. *Journal of Athletic Training. 40(3)*, 186–190.

Tanaka, T.H., Leisman, G., Mori, H., & Nishijo, K. (2002). The effect of massage on localized lumbar muscle fatigue. *BCM complementary and Alternative Medicine. 2, 9.*

Targan, S., Britvan, L., & Dorey, F. (1981). Activation of human NKCC by moderate exercise : increased frequency of NK cells with enhanced capability of effector target lytic interactions. *Clinical of Experimental Immunology. 45*, 352–361.

Tharp, G.D., & Barnes, M.W. (1990). Reduction of salva immunoglobin levels by swim training. *European Journal of Applied Physiology. 60*, 61–64.

Tiidus, P.M. (1997). Manual massage and recovery of muscle funtion following exercise : A lietrature review. Journal of Orthopedic Sports Science and Physical Therapy. 25, 107–112.

Tiidus, P.M. (1998). Radical species in inflammation and overtraining. *Canadian Journal of Physiological Pharmacology. 76*, 533–538.

Tiidus, P.M., & Shoemaker, J.K. (1995). Effleurage massage, muscle blood flow and long team post-exercise strength recovery. *International Journal of Sports Medicine. 16*, 478–483.

Viitasalo, J., Nieman, K., & Kaappo, R. (1995). Effleurage, Muscle blood flow and long team post-exercise strength recovery. *International Journal of Sports Medicine. 16*, 478–483.

Viitasalo, J., Nieman, K., & Kaappo, R. (1995). Warm underwater water–jet massage improves recovery from intense physical exercise. *European Journal of Applied Physiology. 71*, 431–438.

Vindigni, D., Parkinson, L., Walker, B., Rivett, D.A., Blunden, S., & Perkins, J. (2005). A community-based sports massage course for Aboriginal health workers. *Aust. Journal Rural Haelth. 13,* 111-115.

Vindigni, D.R., Parkinson, L., Blunden, S., Perkins, J., Rivett, D.A., & Walker, B.K. (2004). Aboriginal health in Aboriginal hands: development, delivery and evaluation of a training programme for Aboriginal health workers to pormote the musculoskeletal health of Indigenous people living in a rural community. *Rural and Remote Health. 4,* 281.

Weinrich, S.P., & Weinrich, M. (1990). The effects of massage on pain in cancer patients. *Applied Nursing Research. 3,* 140-145.

Weltman, D.L. (1999). The effects of massage on athletes' cardiorespiratory system. *Soviet Sports Review. 25(1).*

Wood, S.A., Morgan, D.L., & Proske, U. (1993). Effects of repeated eccentric contractions on structure and mechanical properties of toad sartorius muscle. *American Journal of Physiology. 265,* C792-800.

Zainuddin, Z., Newton, M., Sacco, P., Nosaka, K. (2005). Effect of massage on delayed-onset muscle soreness, swelling, and recovery of muscle function. *Journal of athletic training. 40(3),* 174-180.

Zeitilin, D., Keller, S.E., Shiflett, S.C., Schlerifer, S.J., & Bartlett, J.A. (2000). Immunological effects of massage therapy during academic stress. *Psychosomatic Medicine. 62,* 83-87.